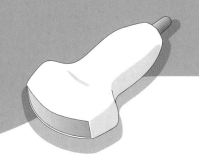

救急・プライマリケアで必要な
ポイントオブケア
超音波

編著 **瀬良 誠** 福井県立病院 救命救急センター 医長

POCUS

序

　近年，ポイントオブケア超音波 (point-of-care ultrasound：POCUS) は臨床面と教育面からその有用性が認識され始め，急速な広がりをみせています。

　POCUSは安全，低コストであり，ベッドサイドですぐに利用できます。また，ポータブル超音波装置の性能の向上により，小型軽量化，高画質化が進み，救急室や集中治療室のみならず，プライマリケアや在宅医療の現場でも超音波の果たす役割は非常に大きくなっています。病歴聴取，身体診察とともに施行できるため，患者さんの診療方針決定や処置をタイムリーに行うことが可能です (良いことずくめ！)。従来であれば大変忙しい外来の中で，バイタルサイン確認後，ルート確保して，血液検査，X線撮影，その結果をイライラしながら待ち，その結果によってはCTへ，そして診断，治療 (あるいは直ちに紹介) と診療が流れていき，場合によってはその各種検査結果を待っている間に患者さんが急変してそれどころではなくなったり…，といった経験がみなさん一度はあると思います。この診断・治療までの一連の工程を，いかに迅速に，そして的確に行うことができるかということが，患者さんのアウトカムにも反映されるため非常に重要視されるわけです。この従来の流れでいくと，診断・治療までに大変な時間を要します。

　一例を挙げますと，気胸の診断あるいは除外をみなさんはどのようにされていますか？　おそらく，胸部X線をオーダーしてその結果を待って…。でも，胸部X線の気胸診断における感度は，実は50％しかないって知っていますか？　一方で，エコーの感度はなんと90％です。しかも，胸部X線はオーダーして確認するまで平均20分かかりますが，エコーだとわずか2分です！　特異度はどちらもほぼ100％ですので，胸部X線施行後に「気胸ですね！」と得意顔で言ってもらって構いませんが，「気胸ではないですね」と言ってしまうとどうですか？　もしかしたら，見逃しているかもしれませんよね。ほら，少し不安になってきたでしょう？「そう言えば昨日の患者さん帰しちゃったけど…」なんて具合にね。

　でも大丈夫です，ぜひ本書をチラ見してください。同じように困ったり不安になったりしてきた新進気鋭の先生方が，その経験をふまえて執筆してくれました。どこを読んでも必ず役に立ちますよ！　POCUSが有用な部位は多く，心，肺，血管，胆嚢，腎，筋，骨，眼球など全身に及びます。どうですか？「ちょっと学んでみようかな♪」と，少し興味を持っていただけましたか？　それでは一緒にみていきましょう！

　明日からの診療の一助になれば幸いです。

2018年2月　　瀬良　誠

執筆者一覧

編 著

瀬良　誠　　福井県立病院 救命救急センター 医長

執筆者 (執筆順)

和田　亨　　杉田玄白記念公立小浜病院 救急総合診療科 医長

松宮克樹　　宮上病院

邑井洸太　　金沢大学附属病院 循環器内科

野浪　豪　　神戸市立医療センター 中央市民病院 救命救急センター・救急部

松本　敬　　中頭病院 救急科/集中治療科

三好祐輔　　福井県立病院 救命救急センター

東　裕之　　福井県立病院 救命救急センター 医長

狩野謙一　　福井県立病院 救命救急センター 副医長

小淵岳恒　　福井大学医学部附属病院 救急部・総合診療部 講師

内倉淑男　　国立病院機構東京医療センター 総合内科/横浜市立大学医学部 救急医学教室

森　浩介　　横浜市立大学附属市民総合医療センター 高度救命救急センター

瀬川　翔　　亀田総合病院 救命救急科

西沢拓也　　中頭病院 集中治療科

多田昌史　　京都大学大学院医学研究科 健康増進・行動学分野

林　実　　福井県立病院 救命救急センター 医長

目　次

イントロダクション		1
1	E-FAST	7
2	腎	21
3	腹部大動脈	31
4	心	39
5	肺	56
6	胆嚢・胆管	69
7	虫垂	83
8	腸管	91
9	精巣	98
10	深部静脈血栓症	107
11	整形（骨折など）	115
12	皮膚軟部組織　軟部組織感染症（蜂窩織炎）／皮下異物	123
13	胸痛	131
14	腹痛	143
15	呼吸困難	153
16	ショック	166
17	末梢静脈（エコーガイド下穿刺）	183
18	末梢神経ブロック	196
索　引		208

本書掲載のエコー画像について

基本的に，矢状断面では向かって左側が頭側，右側が尾側，水平断では向かって左側が患者さんの右側（向かって右側が患者さんの左側）ですが，本書では緊急時の救急エコー画像が多いため，左右逆のものが含まれています。

その点において画像を解釈しにくいこともあるかとは思いますが，ご容赦頂ければ幸いです。

プローブ走査について

本書では，5つのプローブ走査について，「slideする」，「rotateする」，「rockする」…と表現しています（一部の図表，見出しを除く）。それぞれのイメージは，ぜひp3をご覧ください♪

症例・本文中の E マークについて

実際の症例に直面した時にすべきこと，考えることなどについて詳しく説明しています。エビデンスも挙げていますので，ぜひ症例と同じような場面を具体的にイメージしてから読み進めてみてください。

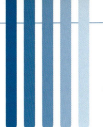

イントロダクション

はじめに

　電化製品，たとえば洗濯機を購入した時をイメージしてください。「まずは取り扱い説明書を開き，この洗濯機はどのような仕組みで服の汚れを落とし，乾燥するのかを事細かに調べ，理解しないと使えない」という人…いないと思います。

　え？「いつも家のことは任せてるから洗濯機のことはわからない」って？…そんなこと我が家で言ったら大変なことになりますぞ！　独身の先生，身だしなみは大切です，不潔な人は嫌われますよ！　と脅しつつも，多くの人は直感的に"おまかせ"あるいは"洗濯・乾燥"と表示のあるボタンを押すことで事なきを得ているはずです。

　超音波装置も同様です。超音波の原理・基礎は非常に重要であることに異論はありませんが，超音波装置の機能，画質，携帯性の向上により誰でも・いつでも・どこでもすぐに手軽に使える，大変身近なデバイスとなっています。これは，日々忙しい外来をこなされている先生方にとっては，非常に喜ばしいことだと思います。

　ただし，洗濯機でも"ソフト"，"念入り"，"おうちクリーニング"などいくつかオプションとなる表示があり，これらを利用することでさらに快適な着心地を得ることができますよね。超音波装置も同様で，いくつか知っておくと検査がやりやすくなったり，より良い画像が得られたりと，診療をより快適に行うことができるようになります。

　ここでは，臨床現場に直結する，超音波装置を快適に利用するために必要最低限知っておいたほうがよいことを簡単にまとめました。

超音波装置

　超音波装置には，本体とそれにつながるプローブの2つしかありません。

　…とお話すると，電源を入れない研修医の先生がいますので，まずは電源を入れましょう（笑）。

　その後，みなさんが触るものはプローブと本体のスイッチのみです。また，選択すべきプローブはたった3つ，そして使用するスイッチ（機能）はたった5つだけです。これならすぐに覚えられそうですよね♪

1

プローブ

まずは，プローブについて説明していきます。

プローブの選択 (表1)：前述の通り，使用すべきプローブは3つあります。コンベックス，セクタ，リニアです。

周波数と解像度 (分解能) の関係は，"高周波＝高解像度" という相関関係にありますが，詳細は成書に譲ります。それよりも，各プローブのおおまかな違いを知っておくと，調べたい臓器や組織を診る時に便利です。大雑把に言うと，リニアは体表から浅い部位 (深さ6～8cm) の臓器・組織を，セクタとコンベックスは深い部位 (深さ15～20cm) をみるのに適しています。セクタとコンベックスの違いですが，プローブの接地面がセクタは非常に狭いため肋間操作に適しています。そのため，胸腔内，特に心臓を評価したい時にセクタプローブを使用します。

プローブ操作 (図1)：適切なプローブを選択後，実際に患者さんにプローブを当てたものの，「自分がどこを見ているのかわからない」「見たい臓器をうまく描出できない」という経験はありませんか？ 研修医の先生を見ていると，必死になるあまり縦横無尽にプローブを動かしていることがあります。これでは，地図を持たずに旅に出るのと同様に，行き当たりばったりになってしまいます。プローブを患者さんに当てた後，どのように操作すれば "見たい (目的の) 臓器をうまく描出できるか" ということについて説明します。

プローブの操作法は5つしかありません。sliding，rotating，rocking，tilting，compressing です。ちなみに， 図1 のイラストは当院研修医の金井里美先生がわざわざ書いてくれました！ ありがとう！ (天は二物も三物も与えるんですね)

さて，ポイントは1動作で1操作です。つまり "slide しながら rotate する" ことはしません。同時に2操作してしまうと，自分が今どの部位の何を見ているのかがわか

表1 プローブの選択

	リニア	セクタ	コンベックス
周波数*	高い 3.0～18MHz	低い 1.0～9MHz	低い 1.0～10MHz
解像度	高い	低い	低い
適応臓器	肺・軟部組織	心臓	腹部

＊：HI VISION Avius (日立製作所)

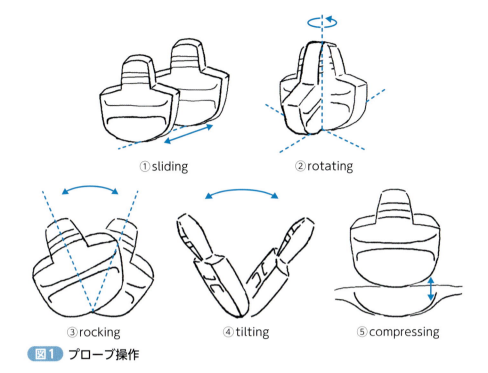

図1 プローブ操作

らなくなるためです。

　これから，各章において評価すべき画像の描出の仕方を説明していきますが，プローブ操作はすべてこの5つを使って説明していきます。これだけは覚えてください。

①sliding

　プローブを保持したまま，上下左右に移動させる動作です。

②rotating

　プローブの中心軸を固定した状態で，時計回りあるいは反時計回りに回転させる動作です。心臓エコー施行時に傍胸骨長軸像から短軸像へ移行する時などに使用します。

③rocking

　tiltingとよく混同されますが，プローブの中心軸と接地面を固定してプローブと水平方向に振子運動させる動作です。心臓エコー施行時に心尖部から四腔断面像を確認する時などに使用します。

④tilting

　rockingとよく混同されます。固定軸はrockingと同様ですが，プローブと垂直方向に振子運動させる動作です。腹部エコーでFAST施行時によく使用します。

⑤compressing

　プローブをそのまま押しつける，圧迫の動作です。深部静脈血栓症（DVT）検索時の静脈の圧迫などに使用します。

本体

　スイッチ操作(図2)：超音波装置にはたくさんの機能がついています．そのため，いざ超音波装置を使用しようとすると目の前には多くのスイッチがあり，どこの何を使ったらよいのかわからず手が止まってしまいます．「エコーがめんどくさい！」と敬遠される原因の１つがここにもあるようです．

　でも，安心してください．今回使用するスイッチ・機能はたった５つです．mode(モード)，gain(ゲイン，輝度)，depth(深度)，focus(焦点)，color(色)です(図2)．めんどうな計測は一切しません．救急外来やプライマリケアの現場ではこれだけで十分に対応できます．図2は当院で使用している超音波装置ですが，どのメーカーのものであっても上記の５つの機能はスイッチ横あるいはボタン上に名称が記載してありますので，慌てることなくすぐに利用できます．以下，各々の機能について簡単に説明します．

① mode(モード)

　使用するモードは２つ，B (brightness) モードとM (motion) モードです．プローブを選択後，自動的に現れる最初の画面がBモードです．普段我々が一番見慣れており，使用する頻度が一番多い画面です．自分が予期しないスイッチを押してしまった場合には，まずこのBモードのボタンを押して最初の状態に戻すことで，落ち着いて診療を進めることができます．Mモードはプローブの延長線上(長軸方向)の組織を縦軸に，横軸には時間経過を描出したモードで，動いているものの経時的な変化をみたい時に使用します．具体的には心臓の弁や下大静脈 (inferior vena cava：IVC)，聞き慣れないところでは気胸の診断時にも使用します．

② gain(ゲイン，輝度)

　ゲインは明るさを調節します．ゲインを上げるとより明るく(白く)なり，下げるとより暗く(黒く)なります．明るすぎても暗すぎても，目的の臓器が見えにくくなり

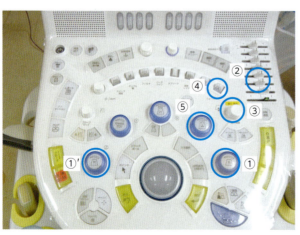

図2　スイッチ操作
① mode (Bモード)
①' mode (Mモード)
② gain (輝度)
③ depth (深度)
④ focus (焦点)
⑤ color (色)
＊：HI VISION Avius (日立製作所)

ますので，適宜自分で調整します。一般的には，Bモードボタンを時計回りあるい
は反時計回りに回転させると描出画像全体のゲインを調整することができます。た
だし，基本的には描出された画像はプローブに近いほうが明るく，遠ざかる（画面
下方）にしたがって暗くなっていきますので，深さによって微調整したい時があり
ます。そのような時にこのゲインスイッチを左右に動かして調整します。パネル上
ではSTC (sensitivity time control) あるいはTGC (time gain compensation)
と記載があり，様々な深度のゲインを微調整することができます。

③depth（深度）

深さを調整するためのボタンで，非常に大切な機能ですが，初心者には忘れられが
ちな機能の１つです。なぜ忘れることが多いかというと，プローブ選択後に現れる
画面でもあらかじめ必要な深度設定がある程度なされているため，パッと見は困ら
ないからです。リニアプローブではもともと表在組織を見るために深度が2cm前
後に設定されています。しかし，気胸診断時の胸膜の観察では4〜6cmが適して
います。このように標的となる臓器によって適切な深度は変わるため，適宜調整が
必要となります。

④focus（焦点）

深度同様に調整を忘れてしまう機能ですが，通常は画面中央に焦点が合うように設
定されているためそれほど困ることはないかもしれません。画面向かって右側に深
度とともに矢頭などで表示されています。標的となる臓器の深度に合わせて上下し
て調整します。

⑤color（色）

図2の装置ではCFI (color flow imaging) と表示されています。通常カラードプ
ラと呼ばれ，プローブに近づいているものを赤く，遠ざかるものを青く表示します。
プローブを固定している時に動いているものといえば血流くらいしかありませんか
ら，血管を同定したい時に利用します。隣接する動静脈では血流の向きが逆になる
ため，ちょうど赤と青のコントラストになりますが，あくまで向きを表しているだ
けなので"赤が動脈・青が静脈"ではありません。研修医の先生に説明する時にはこ
れを逆手にとって「最近の超音波装置ではこの機能を用いると動静脈を一瞬で，し
かも色つきで教えてくれるんだよね」と言うとほとんどの先生が「すごい！」と信じ
てくれます（あくまで冗談のネタに使ってくださいね…）。

イントロダクション

まとめ

- プローブ選択：セクタ，リニア，コンベックス
- プローブ操作（表2）：sliding，rotating，rocking，tilting，compressing
- 使用する機能（表3）：mode（Bモード，Mモード），gain（輝度），depth（深度），focus（焦点），color（色）

表2 プローブ操作のまとめ

プローブ操作	sliding	rotating	rocking	tilting	compressing
操作部位（例）	腹部，整形疾患，ブロック	心臓（傍胸骨，心窩部）	心臓（心尖部，心窩部）	腹部（FAST）	鼠径部，膝窩部（DVT）

表3 スイッチ操作のまとめ

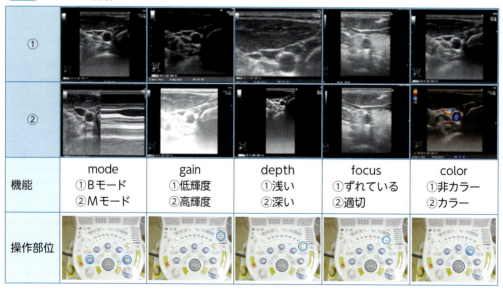

機能	mode ①Bモード ②Mモード	gain ①低輝度 ②高輝度	depth ①浅い ②深い	focus ①ずれている ②適切	color ①非カラー ②カラー

◎

それではさっそく各論にいきましょう！

（瀬良　誠）

1 E-FAST

外傷時これだけできれば大丈夫　良い-FAST！

- 心嚢液貯留の有無
- 腹腔内液貯留の有無
- 血胸／気胸の有無

症例　▶ 34歳，男性。右側胸部～腹部打撲。

ロードバイクの大会中に他の選手と接触・転倒し，右側部体幹を打撲して救急搬送。
血圧146/90mmHg，脈拍94/分，体温36.8℃，$SpO_2$98％（室内気），E4V5M6
（GCS）。

既往歴なし，内服歴なし，アレルギー歴なし。

患　者　右の脇腹を押すと痛みはあるけど，我慢できる程度なんです。歩けるのに，大会主催者が大げさに救急車を呼んじゃって…。まぁ，時速30km/時ほどで派手にこけたから肋骨にヒビぐらい入ってますかね？

研修医　確かにピンポイントに圧痛があるし，肋骨骨折かもしれないですね。下部肋骨骨折だと肝損傷を起こしたり油断できないんですよ。念のためエコーと血液検査をしておきましょう。…（30秒ほど）…えーっとE-FASTは陰性っと，エコーだと明らかな肝損傷もなし。でも肋骨はやっぱり折れてるな。バイタルは安定しているけど1回のFASTで腹腔内出血，臓器損傷は否定できないし，時間をおいてもう一度E-FASTはしておこう。　　　➡ E1

………（1時間後）………

研修医　2回目のE-FAST陰性っと。肋骨骨折だけだし，痛み止め処方して帰宅かな。

上級医　この患者さん，血液検査で肝酵素上がってなかった？

研修医　げげっ，でもE-FASTは2回陰性で，エコーでは肝損傷もなかったんですよ。

上級医　どれどれ，肝下極に少しだけエコーフリースペースがあるね。右上腹部だとここから血液が貯まり始めるんだよ。　　　➡ E2

こんな時に行いたい E-FAST

鈍的／鋭的な胸部・腹部外傷による以下の疾患，症状を疑う時：
- 心タンポナーデ
- 外傷性腹腔内出血
- 血胸
- 気胸
- ショック時の原因検索，RUSH examの一部として（☞p167）

どのようにE-FASTを行うか？

　FAST (focused assessment with sonography in trauma) は，もともとは鈍的外傷による腹腔内出血の検索目的に登場しました。ベッドサイドで迅速かつ容易に行え，被曝もなくコストも安い！ 今では国内外の標準的な外傷コースにも採用され，外傷診療では必須！ できて当たり前のものとなっています。そのFASTに胸部のエコーも加えて，気胸や血胸まで見つけてしまうのがE-FAST (extended-FAST) です。

　ここで確認するのは大きく分けて2つです。1つは心嚢腔，胸腔，腹腔への液体貯留，エコーフリースペース（黒い液体の貯まり）探し，もう1つは胸膜のsliding消失による気胸探しです。

　確認する部位は図1①〜⑥で，心窩部，右上腹部，左上腹部，恥骨上部，右胸腔，左胸腔と，他の項目のエコーと比べると多いように感じますが，探すものはシンプルにエコーフリースペースと気胸だけです。

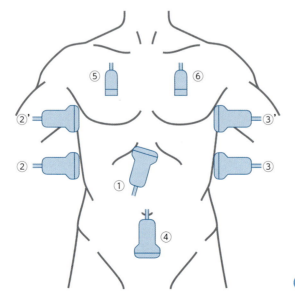

①：心窩部
②：右上腹部
③：左上腹部
④：恥骨上部
⑤・②'：右胸腔
⑥・③'：左胸腔

図1 E-FASTの手順

心窩部（図1①，図2）

プローブを心窩部の剣状突起下に垂直に当て，プローブのマーカーが患者の左肩を向くように，時計回りにrotateします。次にプローブを患者の尾側へ傾けていくと心臓が見えてきますが，基本的に図2のように心嚢液は後方から貯まり始めるので，必ず心臓全体を描出しなくてはいけません。

心臓全体の観察ができなければエコーのdepthを調整するか，患者さんに深く息を吸ってもらうと心臓が尾側に降りてきて見やすくなります。胃内容物によるアーチファクトで剣状突起下からの観察が困難な時は，プローブを患者の右側へslideし，肝臓をwindowにするとアーチファクトを避けることができます。それでも患者の体格や疼痛のため描出が困難な時は，心窩部からのアプローチは諦めて通常の心エコーと同様に胸骨左縁の長軸像で心臓全体を観察します。

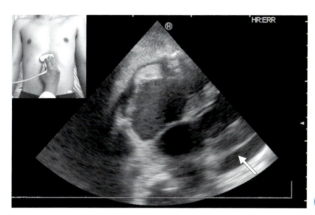

図2 心窩部の描出

右上腹部（図1②②'，図3，図4，図5）

見るべき部位は頭側から，①横隔膜の上下（胸腔，腹腔），②肝腎境界（モリソン窩），③肝尾側先端部（右傍結腸上部），の3つです。それぞれの部位でプローブをstop，stay（呼吸2サイクル），tiltingで液貯留がないか観察していきます。まず，

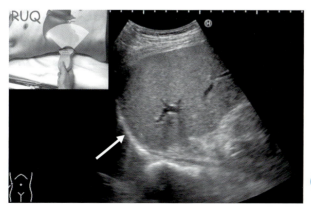

図3 右上腹部の描出：横隔膜

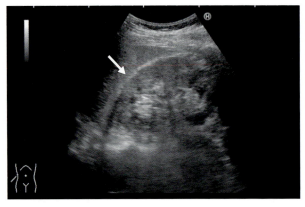

図4 モリソン窩

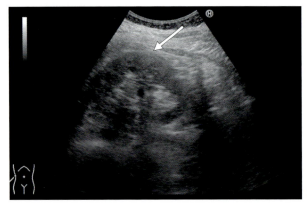

図5 右傍結腸上部

プローブを右中腋下線上，第7〜8肋間で体軸に平行に当てます。

　次に，肝臓をwindowにして頭側に凸の高輝度な横隔膜を描出します（図3）。そこより頭側が胸腔，尾側が腹腔です。横隔膜が描出できたら，その上下で液貯留がないか観察をします（☞p15）。

　さらに尾側へプローブをslideしていくと腎臓が現れ，モリソン窩が同定できます（図4）。横隔膜と同様にモリソン窩での液貯留の有無を観察します。続けてプローブを尾側へslideして**肝尾側先端，腎下極，右傍結腸上部（図5）を描出し，液貯留の有無を観察します。右上腹部ではここから液貯留が始まるので，少量の出血を逃さないためにもこの部位の観察を忘れないようにしてください。**

　肋骨のアーチファクトが邪魔な場合は，プローブを肋間に平行になるように傾けるとアーチファクトを避けることができます。それでも観察が難しければ，患者さんに深呼吸をしてもらうと，観察したい部位のアーチファクトを回避できます。

　なお，患者の体格のため目的の部位の描出が困難な時は中腋窩線上での描出にこだわらず，前腋窩線や後腋窩線寄りで観察を試みてください。

左上腹部（図1③③'，図6，図7）

　この部位での観察は，横隔膜の上下，脾周囲の2つです。観察方法は右上腹部と同様にstop，stay，tiltingでの胸腔，腹腔内液貯留探しです。左上腹部は脾臓をwindowにして観察しますが，肝臓よりも小さく可視範囲が狭いため，右上腹部よりも頭側，後方から観察する必要があります。プローブは後腋窩線上，第6～8肋間で右側と同様に体軸に平行に当て，横隔膜を描出します（図6）。横隔膜の上下での液貯留の有無を観察し（☞p15），続いてプローブを尾側へslideして，脾周囲での液貯留の有無を観察していきます。

　初心者で脾臓が見えない場合の多くは，後方からの観察が不十分です。ポイントは図7Aのようにプローブを持っている手の甲をベッドに接地させ，下から上方を見上げるように観察することです。それでも描出が困難な場合は右側臥位で図7Bのように背部から観察しましょう。

　左上腹部では，腹腔内の液体が横隔結腸襞によって尾側の左傍結腸腔へ流れるのを制限しています。そのため右上腹部とは異なり横隔膜―脾臓境界から液貯留が始ま

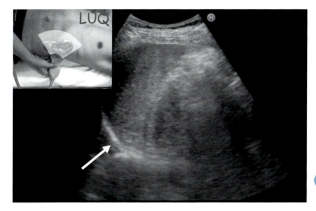

図6 左上腹部の描出：横隔膜

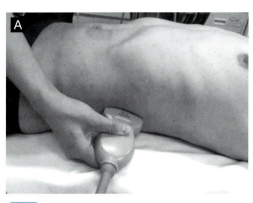
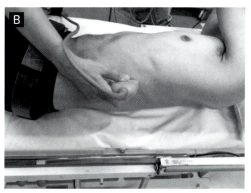

図7 脾臓を見るためのコツ
A：プローブを持っている手の甲をベッドに接地させ，下から上方を見上げるように観察する。
B：右側臥位で背部から観察する。

るので，脾腎境界を観察しても腹腔内液貯留を見つけることはできませんから注意してくださいね。

恥骨上部（図1④，図8）

　ここでは，膀胱をwindowにして骨盤内（男性：膀胱直腸窩，女性：ダグラス窩）の液貯留を観察します。プローブを恥骨結合上部2cmあたりに垂直に当て，頭側へ傾けていき膀胱を描出します。プローブで膀胱周囲の"圧迫"と"緩める"を繰り返し，腹腔内液体が流れるのを探します。

　液貯留検索の感度を上げるために，必ず長軸・短軸の2軸で観察を行いましょう。

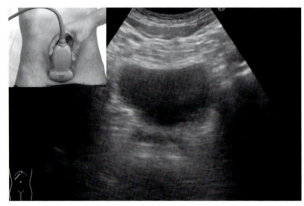

図8　恥骨上部の描出

胸　腔（図1⑤⑥，図9，図10）

　E-FASTでの肺エコーは気胸探しですが，詳細は他項を参照してください（p60）。ここでは簡単に描出方法だけの説明にとどめます。表層の観察のため，リニアプローブが最適です。プローブの向きはマーカーを患者の頭側とします。

　まずはプローブを右側の鎖骨中線上で前胸部の一番高いところ（第2～3肋間あたり）に矢状面（長軸）で当てます。Bモードで胸膜（図9矢印）のslidingの有無を観察します。slidingがあれば大きな気胸はなしです。呼吸が浅くslidingがわかりにくい場合は左右を交互に比較しながら評価をしてください。それでもslidingがわかりにくい，またはslidingがない場合はMモードで評価します。

　Mモードは，正常では図9（右）のように見えるため，胸膜を海岸線，奥の肺を砂浜に見立ててこれをseashore signと呼びます。気胸があると胸膜のslideがないため，Mモードでは図10（右）のように見え，これをbarcode sign（stratosphere sigh）と呼びます。sliding陰性でbarcode signが観察され気胸が疑われる時は，次にプローブを第6肋間腋窩中線上あたりに移動させ，Bモードでつぶれた肺と気胸の境目（lung point）を探します。lung pointがあれば気胸であり，気胸の広がりまでわかります。右側が終われば，左側も同様に評価します。

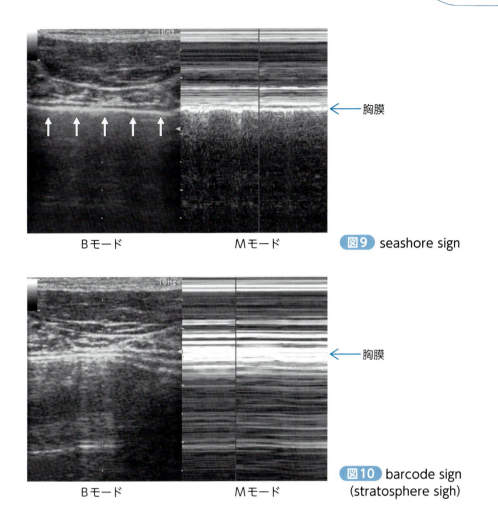

図9 seashore sign

図10 barcode sign (stratosphere sigh)

液貯留だと思うけど…観察のポイントは？

心嚢液貯留あり？

　E-FASTで1番初めに評価するのが心タンポナーデの有無についてですが，外傷初療時にエコーを当てた研修医の先生が「心嚢液貯留あります！」と言ってギョッとすることがあります．画像を見てみると，図11のように心嚢前面に低エコー（やや白）が描出されています．これは，心膜脂肪織です．心嚢液貯留と間違いやすいので注意しましょう．心嚢液はエコーフリー（黒）で図12のように観察され，心臓の後方から前方，側方の順に貯まるので，必ず心嚢を全周性に観察しましょう．また，胸骨左縁長軸像で観察した時も同様に心嚢液は図13矢印③のように心臓の後方から貯まりますが，この場合は**胸水と間違えることがあるため，注意が必要です．心嚢液と胸水との区別には液貯留が下行大動脈**（図13矢印②）**を目印として，大動脈の前方の液貯留が心嚢液，後方の液貯留が胸水**（図13矢印③：心嚢液，図13矢印①：胸水）**と判断します．**

1 E-FAST

13

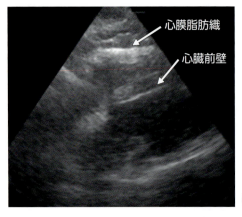

図11 心膜脂肪織

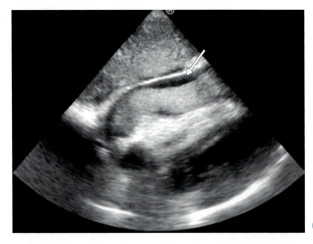

図12 心嚢液貯留

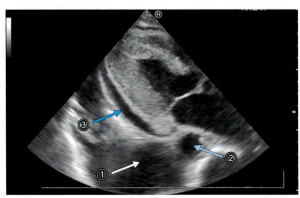

図13 胸腔内の液貯留
①胸水，②下行大動脈，③心嚢液。

心嚢液貯留≠心タンポナーデ！

　心嚢液貯留を見つければもちろん心タンポナーデを疑いますが，必ずしも"心嚢液貯留＝心タンポナーデ"ではありません。慢性的に心嚢液が貯留している患者さんもいれば，健常人でも心収縮時のみに心嚢液貯留が観察されることもあります。ここで観察すべきポイントは急性の右心系の圧排で，拡張期に右室がつぶれていたら心タンポナーデです。そして，急性の心嚢液貯留＋ショックがあれば，もちろん心タンポナーデです。

胸腔内液貯留の有無にはspine signを！

　正常であれば胸腔内はエアーによってエコーが反射し，肺の境界はぼやけて見えます。そして，胸腔内に液貯留があれば図14のようにエコーフリースペース（黒）として観察されます。図14のように大量の液貯留があれば胸腔内液貯留を見逃すことはありません。けれども，臨床で迷う時はもっと少量です。これを見逃さないために左右胸腔を観察する時には脊柱に平行にプローブを当て，spine sign〔脊椎のライン（spinal lineの有無）〕を確認します。spinal lineは，エコーではhigh densityで正常では胸腔内液貯留がないため腹腔（尾側）から横隔膜までしか観察できず（図15），通常はspine sign陰性です。しかし，胸腔内液貯留があると，図16のようにspinal lineが横隔膜を超えて胸腔内まで観察され，spine sign陽性となります。これで少量の液貯留も一目でわかります。そういう目で見ると図14もspine sign陽性ですよね。

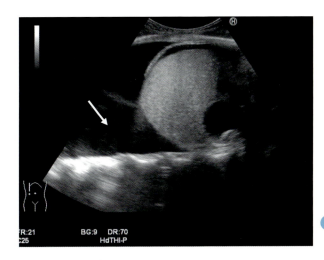

図14　胸腔内の液貯留（大量）

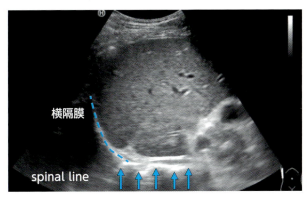

図15　spine sign陰性

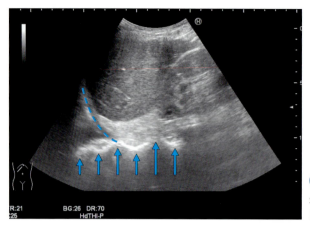

図16 spine sign陽性
spinal lineが横隔膜を超えている。

FAST陽性／陰性？ と思った時に考えるピットフォール

　FASTはベッドサイドで迅速に，かつ手軽に行え，そして特異度も高い非常に優れた検査です。しかし，前述の症例のように過信は禁物で，その限界やピットフォールを知ることがとても重要です。

FAST陽性！ だと思ったけれど，腹腔内出血ではない？

　外傷患者が搬送されてきてエコーフリースペースを見つけると，思わず「FAST陽性！」と叫びたくなります。しかし，①正常で骨盤腔内に少量の腹水貯留がある妊娠可能性女性，②肝硬変や腹膜透析など，③膀胱破裂に伴う腹腔内への尿貯留，などもともと腹水がある場合は鑑別が難しいです。

　患者の状態が安定していれば，繰り返しFASTを行い腹腔内液貯留のフォロー，CTを考慮しますが，患者が不安定であればエコーガイド下での腹腔穿刺による排液の評価が必要となることがあります。

FAST陽性！ だと思ったけれど，偽陽性！

　腸管内液貯留：腸管内に液貯留がある場合に腹腔内液貯留と間違われてしまうことがあります。腸管はじっと見ていると必ず蠕動があります。また，腹腔内で液貯留する部位（図1②〜④）を正しい断面で評価することで区別できます。

　double-line sign（図17）：腎周囲を覆う二重の高エコーのラインのことで，これは腎周囲の脂肪は筋膜に覆われており，腎筋膜が高エコー，その下の脂肪が無エコーに見え，腹腔内液貯留と間違われることがあります。モリソン窩の腹腔内液貯留では肝側の境界は必ず低エコーとなり，高エコーには見えません！

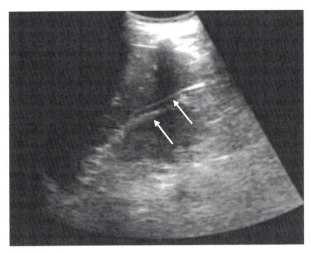

図17 double-line sign

FAST陰性！だと思ったけれど，偽陰性！

　受傷後早期や出血が少量の患者：出血量が少ないとFASTで見つけることはかなり難しいです。FASTは1回の評価で終わるのではなく，繰り返しが重要です。

　受傷後遅れて来た患者：腹腔内出血はエコーフリースペース（黒）として観察されますが，時間の経過とともに凝血塊となり，エコーでは灰〜白で描出されるため周囲組織との区別が難しくなります。

　後腹膜出血：エコーは骨盤骨折や大血管（大動脈，下大静脈），腎損傷による後腹膜への出血の評価は苦手で，十分な評価はできません。FASTで陰性でも上記のような病態が疑われる場合はCT，IVRによる評価が必要です。

胸腹部外傷時のE-FASTによる診断アルゴリズム

　胸腹部外傷による損傷が疑われれば，図18のフローチャートを診断の助けに診療していきます。しかし，このFASTを用いたアルゴリズムはScaleaら[1]が発表して以来大きな変更がなく，診断の精度でエコーは全身CTには及びません。CTへのアクセスが良いわが国では，循環動態が安定していれば"CT 1st"の施設もあるのが実際です。

　それでも，すべての病院が救急部内にCTがあるわけではなく，夜間にCT検査がすぐに行えない施設もあり，初期評価のスクリーニングツールとしてはやはり有用だと考えます。

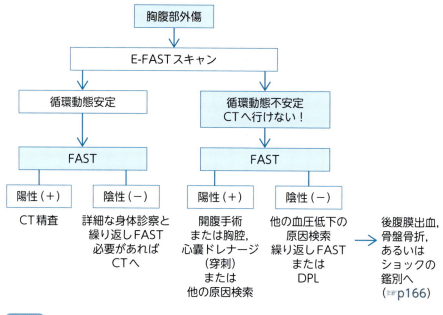

図18 胸腹部外傷時の診断フローチャート
DPL：diagnostic peritoneal lavage　　　　　　　　　　　　　　　　　　　　　（文献3より作成）

FASTの精度はどこまでか？

　腹腔内液貯留に対するFASTの検査精度を評価したstudyは数多くありますが，その結果は感度64〜98％，特異度95〜100％と，報告によってかなり差があります。これは個々のstudyの対象患者やエコー機器の能力，オペレーターによる差異です。

　これではFAST陽性なら診断精度は高いですが，FAST陰性で腹腔内液貯留がないとは信用できませんよね。Blackbourneらは鈍的腹部外傷によって腹腔内損傷のある安定した患者の約1/3は入院時に腹腔内出血の所見はないが，繰り返しFASTを行うことによって腹腔内損傷，液貯留をとらえる感度は格段に上がると報告しています（初回31.1％→2回目72.1％）[4]。また，初回FASTから4時間後の2回目FAST陰性の患者で臨床的に意義のある腹腔内出血は認めていなかったとも報告しています。ベッドサイドで簡単にできることがエコーの強みなので，繰り返し行うことがやはり重要です。

　ただし，これはあくまで腹腔内出血の例なので注意が必要です。腹部実質臓器損傷の22％（小児では37％）は腹腔内液貯留を伴いません。また，腸間膜損傷や後腹膜出血もエコーでの評価は困難であり，FAST陰性でも腹部内臓器損傷が疑われる時は迷わずCTです。

　腹腔内液貯留は250〜620mL以上あればFASTで同定できると報告されていま

す．しかし，これは術者による影響が大きく，一般医では400mLの液貯留では同定困難で，救急医（スタッフ，後期研修医），放射線科医を対象としたstudyでは，仰臥位の患者で平均619mLの液貯留が必要だったそうです．ハイクラスのエコーは欲しいですが，すぐに手に入らないのでやはり日々トレーニングするのが近道ですね．E-FASTの技術習得に関する研究では，25〜50例の検査で描出のテクニックはプラトーに達すると報告されていますし，道は案外近いかもしれません！？

FASTの精度を高める！

　FASTでの腹腔内液貯留の同定は，前述のように"液貯留の量"と"オペレーターの腕"によりますが，精度を高めるポイントを2つ紹介します．1つは，患者さんの頭を5°head downしてトレンデレンブルク（Trendelenburg）位にすると腹腔内液貯留が上腹部に集まり，同定に必要な量が平均668mLから443mLへ減少すると報告されています．もう1つは右上腹部，特に肝尾側先端部（図19）を注意深く観察してください．腹腔内液貯留の6割強は右上腹部で，その内の9割以上がこの肝尾側先端部に貯留しており，最も感度の高い部位です．

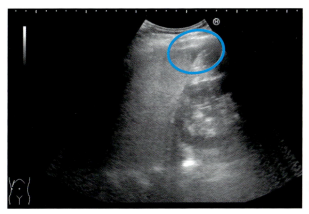

図19 肝尾側先端部の液貯留

まとめ

- 心嚢液貯留は後方から，前方だけなら脂肪！
- spine signで胸腔内液貯留の有無を！
- 出血＝黒，凝血塊＝白
- 初回E-FAST陰性でも否定はできない，繰り返す！
- 腹腔内臓器損傷が疑われればCTは躊躇しない！

推奨文献

1) Scalea TM, et al:Focused Assessment with Sonography for Trauma (FAST):results from an international consensus conference. J Trauma. 1999;46(3):466-72.

2) Williams SR, et al:The FAST and E-FAST in 2013:trauma ultrasonography:overview, practical techniques, controversies, and new frontiers. Crit Care Clin. 2014;30(1):119-50.

3) Rippey JC, et al:Ultrasound in trauma. Best Pract Res Clin Anaesthesiol. 2009;23(3):343-62.

4) Blackbourne LH, et al:Secondary ultrasound examination increases the sensitivity of the FAST exam in blunt trauma. J Trauma. 2004;57(5):934-8.

5) Lobo V, et al:Caudal Edge of the Liver in the Right Upper Quadrant(RUQ) View Is the Most Sensitive Area for Free Fluid on the FAST Exam.West J Emerg Med. 2017;18(2):270-280.

6) Lobo V, et al:Tips and Tricks:FAST Exam Upper Quadrants, Part 1 - Emergency Ultrasound Section Newsletter, March 2013. American College of Emergency Physicians. 2013.
[https://www.acep.org/_Ultrasound-Section-Microsite/Emergency-Ultrasound-Section-Newsletter---March-2013/]

＊:ACEP (American College of Emergency Physicians) ウェブサイト内 "EMERGENCY ULTRASOUND SECTION" では, March, June, OctoberにFASTのTips & Pitfallのまとめがなされており, 参考動画の閲覧もできる

(和田　亨)

2 腎

これだけできれば大丈夫　腎臓エコー！

- 水腎症の有無
- 腹部大動脈瘤の除外

症例
▶66歳，男性。左側腹部〜背部痛，嘔吐。

近医より紹介搬送。本日18時より突然の腹痛あり，受診。夕方に便通あり。
血圧140/92mmHg，脈拍92/分，体温36.4℃。
既往に慢性心不全，心房細動，狭心症がある。
この時間帯，紹介医で精査できる体制が整っていないため，紹介となった。

研修医　○○さん，（脂汗かいてるな…）だいぶつらそうですが大丈夫ですか？

患者　（苦悶様，腰に手を当てて）い，痛い，早くこの痛みをなんとか…ううう，うぇっ（嘔吐）！

研修医　うわっ，白衣が！　昨日洗ったばかりなのに！　血圧高いし，既往もたくさんあるし，とにかくものすごく痛がってるし。何かあったら大変！　➡E1
　　　　よし！　看護師さ〜ん，腹部造影CTに連れてってくださーい！

上級医　ちょっと待て！　CTもいいけど，その前にちゃんと検査した？　➡E2

研修医　検査？　先生，だから今から検査行くんです！

上級医　エコーではどうだった？

研修医　エコー？　こんな時に？　何を見るかもわかんないですし…急いでるんです，早く診断しないと！！

上級医　こんな時だからエコーがいいんだよ！　一緒にやろうか。

こんな時に行いたい腎エコー

以下の疾患，症状を疑う時：
- 閉塞性尿路疾患
- 血尿
- 急性腎障害
- 感染（膿瘍）

どのように腎エコーを行うか？

　ここで確認すべき所見はただ1つ！　水腎症があるのか／ないのか，それだけです。簡単でしょ〜（笑）。そのためには腎臓をうまく描出する必要があります。

　腎臓は左右にあるので，まずは右側から見ていきましょう。もちろん臨床現場では患者の疼痛の訴えがある側から診ていって構いません。ただし，左右を比較することも大切なので必ず両側の腎臓を確認しましょう。

　図1のように，右中腋窩線上第8〜11肋間で体軸に平行にプローブを当てます。頭尾方向にプローブをslideすることでモリソン窩（肝腎間）を同定します。もしモリソン窩がよくわからなければプローブを頭側方向にslideし，頭側に凸の高輝度な横隔膜を同定します（図2）。横隔膜直下は肝臓ですので，そこからモリソン窩が同定できます（図1）。モリソン窩を同定したら，尾側方向に1肋間プローブをslideすることで，図3のように腎臓全体を描出することができます。もし図1のように，肋骨のアーチファクトが邪魔をする場合には肋間に沿わせるようにプローブを傾けると，アーチファクトを避けることができます。

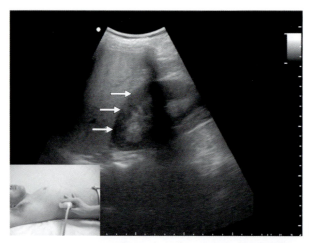

図1　モリソン窩

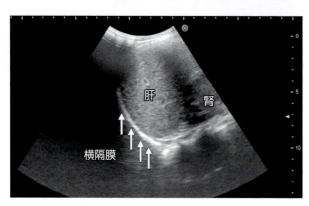

図2　右胸腔

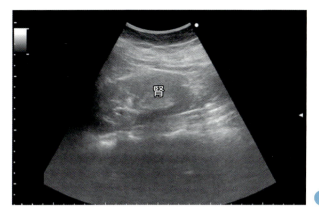

図3 右腎臓

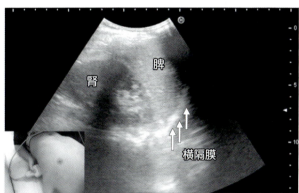

図4 脾腎間

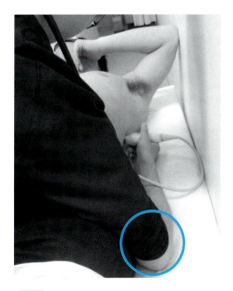

図5 左腎描出体勢
肘を地面に接地させ(○印)，患者を抱えるような体勢で下から見上げるようにプローブを当てる。

　次に，左側の腎臓描出に移ります。図4のように左後腋窩線上第6～9肋間で右側と同様にプローブを体軸に平行に当てます。肋骨が邪魔をしてうまく描出できない時は，肋間に沿わせるように少し斜めにプローブを傾けます。**ポイントは図5のように肘を地面に接地させ，患者を抱えるような体勢で下から見上げるようにプローブを当てることです。**

　まだ腎臓描出に慣れていない研修医の先生たちは，脾臓と腎臓を形状が似ていることから間違える場合があるため，図4のように脾腎間の描出，あるいは右側同様，頭側に凸の横隔膜の同定，その直下の脾臓の同定という順に確認していけばよいです。

どのように水腎の有無を確認するか？

「腎臓はうまく描出できたけど，水腎があるのかないのかわからない！」研修医の先生からそんな話をよく聞きます。ここでは描出画像の解釈について説明していきます。

まずは腎臓の解剖についてです。図6を見てください。左側には腎臓を模式化したもの，右側にはそれに対応する腎臓のエコー画像を載せています。ポイントは，正常では腎盂・腎杯は虚脱しているため，高エコー域，つまり白く見えるということです。後述しますが，尿管結石などにより水腎を認めると，腎盂・腎杯が拡張し低エコー域，つまり黒く見えるようになります（図7，図8）。

また，腎皮質は通常1cmほどの厚みがあり，肝臓と同様の輝度です。腎髄質（腎錐体）は四角い低エコー域，黒い四角に見えるため，慣れない人が見ると水腎症と間違えてしまうので注意しましょう。

図7Bを見てもらうと，水腎があることが明瞭にわかります。このように**対側の正常腎と比較することでも，水腎を容易に確認することができます。**見慣れてくると，図7Bのように腎盂の拡張に伴い高エコー域の中に低エコー域が樹枝状，T字状に見えてくることから同定可能です。

Point 左右がある臓器では対側と比較すると違いがよくわかるよ。

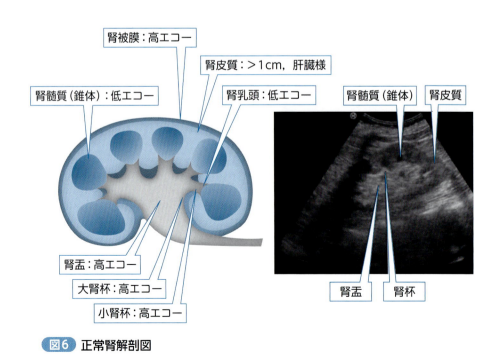

図6　正常腎解剖図

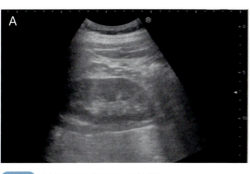
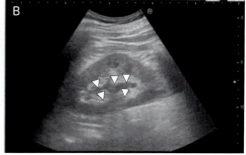

図7 対側の正常腎との比較
A：正常腎，B：水腎症

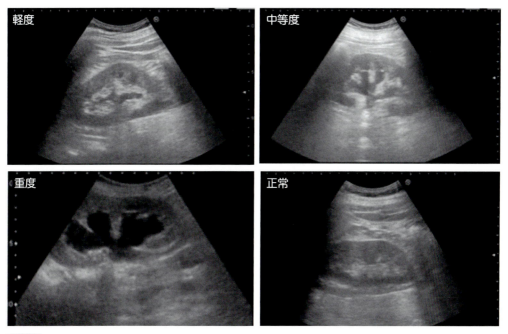

図8 水腎症重症度
軽度：腎盂は拡大し，低輝度な尿で充満。
中等度：腎盂，腎杯が拡大し，Bear's paw appearanceが見られる。
重度：腎杯が緊満し，融合。腎錐体や髄質が消失し皮質のみ残存。
正常：腎盂は虚脱し，高輝度。

　　　水腎症は程度により3つに分類できます。軽度では腎盂の拡大を認め，中等度では腎盂，腎杯まで拡大し，ちょうど熊の手足に似ていることからbear's paw appearanceと呼ばれます。高度になると腎杯が緊満し融合，腎錐体や髄質が消失し，皮質のみ残存します（図8）。

水腎かな？と思った時に考える疾患とピットフォール

　ここでは，エコーで水腎を確認した時に考慮すべき疾患，そして水腎と勘違いしてしまう所見（偽陽性所見）について述べます。

　水腎症で鑑別すべき疾患は尿管結石症，腫瘍，そして忘れてはいけないのが腹部大動脈瘤です（p33〜34）。また妊娠中期から後期にかけて，あるいは膀胱が非常に緊満している場合にも水腎症になるので注意しましょう。

　水腎症のピットフォールとして図9に挙げる4つがあります。それぞれと水腎との鑑別について説明します。

腎錐体（図9A）

　腎錐体を水腎と間違えることがよくあります。どちらも低エコーですが，図9Aを見ればわかります。腎盂との連続性がないこと，そして腎錐体の辺縁は低エコーですが水腎の辺縁は高エコーですね。これが違いです。

腎血管（図9B）

　少し慣れてきて間違う所見として，腎血管を水腎と勘違いすることがあります。ど

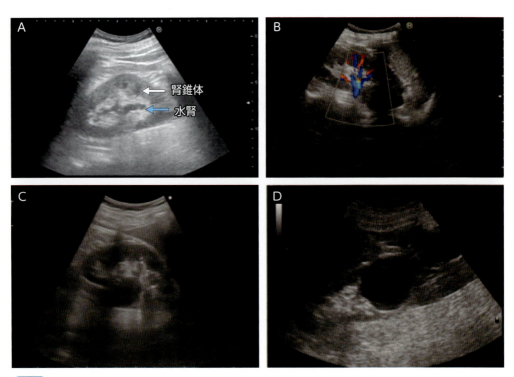

図9　水腎症偽陽性
A：腎錐体，B：腎血管，C：腎外腎盂，D：腎嚢胞

ちらも低エコーで走行が似ているために間違えますが，カラーをかければ一目瞭然です。カラーをかけても低エコー域にカラーがのりませんので，水腎であることがわかります。

腎外腎盂（図9C）

エコーに慣れた人でも間違うのが腎外腎盂です。図9Cも一見，水腎症に見えますが，腎杯と尿管の拡張がないことで区別します。

嚢　胞（図9D）

最後に嚢胞ですが，その多くは腎皮質にできること，腎盂，尿管との連続性が確認できないことで区別します。

尿管結石の診断アルゴリズム

尿管結石を疑ったら，図10のフローチャートに沿って診断していきます。
このフローチャートに沿って診断，治療を行い，2カ月間の追跡調査を行った研究では特に大きな合併症を認めていないので有用だと考えます。

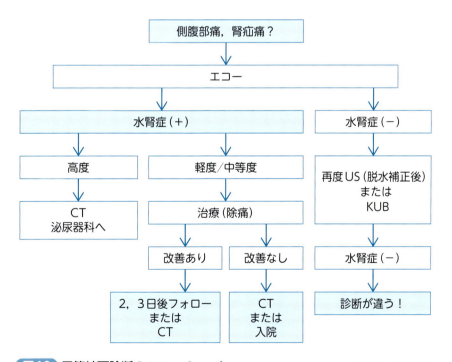

図10 尿管結石診断のフローチャート　　　　　　　（文献1より引用）

エコー vs CT，どっちがいいの？

E2

　では，エコー，CT各々の検査特性についてそれぞれ述べていきます。CTがgold standardであることに議論の余地はないですね。結石の大きさも部位もわかるし，何より診断を間違えていた時もCTならすぐにわかるし…と言うと話が終わってしまいます。ここでは，尿管結石の診断においてエコーがCTに決して劣らないという話をします。

CTによる被曝

　実は，ここ10年で尿管結石診断のためのCT検査は10倍と非常に増加しています。では尿管結石の診断も10倍に増加したかというと，10年間で診断・入院率はほとんど変わっていません。また，尿管結石患者の50％は10年以内に少なくとも一度は再発するため，そのたびにCT検査を追加するとその被曝量も無視できないものになります。被曝に伴う発癌については多数報告されていますが，CT検査後の発癌については24％増加したという報告もあります。

検査精度（表1）

　ご存知の通り，CTは感度94～100％，特異度94～97％と非常に高い診断精度を誇っています。一方でエコーも負けてはいません。感度19～93％，特異度84～100％とCTと遜色ないのですが，感度に非常にばらつきがあるのは結石自体を見つけにいこうとすると19％と非常に低くなってしまうためです。間接所見である水腎症を見つけにいくとグッと感度が高くなります。しかし，いくら診断精度が高くても患者さんの予後に反映されなければ意味がありません。

　ちなみにお馴染みのKUB (kidney, ureter, bladder) ですが，感度44～77％，特異度80～87％とまずまずです。このKUBにエコーを組み合わせると，感度96％，特異度91％と非常に有用です。検尿をしている研修医の先生をよく見かけますが，検尿しても15％に血尿は認めず，エコーに血尿所見を組み合わせても診断精度はほとんど変わりません。

　表1[3)] を見てください。エコーはCTと比べ，診断精度だけでなく，ハイリスク疾患の見逃しや重大な合併症のみならず，さらにさらに再受診率，入院率，疼痛コントロールに至るまで有意差なく，おまけに被曝量も少なくてすんでいます。ほら，CT撮らなくてもエコーでいいかな～って思えてきたでしょう！？

表1 エコーとCTの診断，予後比較

		ER医によるエコー	CT	p値
診断精度	感度（%）	85	86	0.74
	特異度（%）	50	53	0.38
	高リスク疾患[*1]（%）	0.7	0.2	0.30
	被曝（mSv）	10.1±14.1	17.2±13.4	＜0.001
	関連する重大合併症[*2]（%）	0.3	0.5	0.88
ER再受診（%）	1週間以内	10.3	11.4	0.43
	1カ月以内	16.3	16.4	0.62
入院（%）	1週間以内	3.2	1.9	0.21
	1カ月以内	5.3	3.9	0.16
疼痛スコア		3.2±2.9	3.3±2.9	0.05

＊1：腹部大動脈瘤破裂，敗血症性肺炎，穿孔性虫垂炎，膿瘍形成あるいは敗血症性憩室炎，腸管虚血あるいは穿孔など
＊2：急性胆嚢炎，腸閉塞，急性腎不全，腎盂腎炎，肺血栓塞栓症など

（文献3より引用）

尿管結石だと思うけど…もし違う疾患だったら？

　尿管結石は急性腹症，とりわけ急性側腹部痛で受診することが多いため，鑑別が多岐にわたり，我々を尻込みさせます．尿管結石を疑い，CT検査を施行され，他疾患の可能性は6.2〜22.4%，だいたい10%前後です．頻度の多い疾患としては憩室炎，虫垂炎，胆嚢炎，腎盂腎炎などで，その他には悪性腫瘍，婦人科疾患（卵巣茎捻転など），腸穿孔，腸閉塞，膵炎などです．

　しかしここで忘れてはならない，緊急性が高くかつ重症な疾患が1つあります．そう，腹部大動脈瘤です．その頻度は0.4〜1.2%と非常に少ないですが決して見逃すことが許されない疾患です．逆に言えば腹部大動脈瘤さえ除外できればまずは一安心．このまま，腹部大動脈（☞p31）にぜひ進んでください！

帰宅？　紹介（入院）？　それが問題だ！

　基本的には図10のフローチャートに沿って診断していけばよいのですが，ここではエコー所見をもとにさらに1歩踏み込んだ説明をします．
　5mm未満の結石であれば2週間以内に70〜90%が自然排石可能です．つまり結石の大きさが5mm未満か，それ以上かということがわかればいいわけですね．そ

こでまたまたエコーの登場です。図8で水腎症の程度を確認したことを覚えていますか？　実は水腎症の程度と結石の大きさには関連があるという研究があり，水腎症がないか，あるいは軽度であれば約90％は5mm以下の結石であり，自然排石可能というわけです。

　また，尿管結石（疑い）患者でエコーをして水腎症がなければ90日以内の泌尿器科的介入の可能性が低いことや，30日以内の入院の可能性が低く，入院予測に対する水腎症の感度100％，特異度44％といううれしい報告もあります。

まとめ

- 尿管結石はエコーだけで十分に戦える！
- エコー所見は水腎症の確認だけで十分！
- 水腎症が軽度以下ならまずは除痛，重度であれば紹介考慮！
- 腹部大動脈瘤の除外だけは確実に！

推奨文献

1) Swadron S, et al:Renal ultrasound. Emergency ultrasound. 2nd ed. Ma OJ, et al, ed. McGraw-Hill Professional, 2008, p229-54.
2) Portis AJ, et al:Diagnosis and initial management of kidney stones. Am Fam Physician. 2001;63(7):1329-38.
3) Smith-Bindman R, et al:Ultrasonography versus computed tomography for suspected nephrolithiasis. N Engl J Med. 2014;371(12):1100-10.
4) Dalziel PJ, et al:Bedside ultrasound and the assessment of renal colic:a review. Emerg Med J. 2013;30(1):3-8.

（瀬良　誠）

3 腹部大動脈

これだけできれば大丈夫　腹部大動脈エコー！

- 腹部大動脈の同定
- 腹部大動脈瘤（AAA）径の計測（過小評価しない！　外膜から外膜まで！）
- AAA径＞5cmなら血管外科へ即コンサルト！

症例

▶88歳，男性。左側腹部〜背部痛，嘔吐。

近医より紹介搬送。本日18時より突然の腹痛あり，受診。夕方に便通あり。

血圧140/92mmHg，脈拍63/分，体温36.4℃。

既往に慢性心不全，心房細動，狭心症がある。

この時間帯，紹介医で精査できる体制が整っていないため，紹介となった。

研修医　○○さん，（脂汗かいてるな…）だいぶつらそうですが大丈夫ですか？

患者　（苦悶様，腰に手を当てて）い，痛い，早くこの痛みをなんとか…ううう，うぇっ（嘔吐）！

研修医　うわっ，白衣が！　昨日洗ったばかりなのに！　またか（涙）…それにしても昨日診た尿管結石の患者さん（☞p21）と症状がそっくりだな。まずはエコーで水腎確認するんだっけ？　どれどれ…

上級医　おっ！　やってるね〜，さすが！　学びが早い！

研修医　先生に誉められると気持ち悪いです…。あっ？　左水腎ある！　また尿管結石だ！

上級医　大動脈瘤の可能性は？

研修医　低いですね，だって血圧低下もないですし，拍動性腫瘤も触れないですしね。しかもエコーではガスでよく見えないんですよ。やっぱりCTですかね，今の世の中は！

上級医　腹部大動脈こそエコーがいいんだよ！　一緒にやろうか。　

研修医　先生いつもエコー，エコーじゃないですか…（やれやれ）

こんな時に行いたい腹部大動脈エコー

以下の症状，疾患を疑う時：
- 急性腹症を含むすべての腹痛患者
- 腹部大動脈瘤破裂
- 大動脈解離

特に以下の疾患を鑑別に考慮する時：
- 尿管結石
- 憩室炎

どのように腹部大動脈エコーを行うか？

　腹部大動脈瘤（abdominal aortic aneurysm：AAA）ほど，ポイントオブケア超音波検査（POCUS）に適した疾患はないのではないでしょうか？　それには2つの理由があります．1つ目は，腹部大動脈の同定は非常に簡便で，かつきわめて短時間で検査可能であるという点です．2つ目は，これほど緊急度・重症度の高い疾患であるにもかかわらず，超音波検査の精度が非常に高く，確定診断あるいは除外診断に非常に有用であるという点です．

基　本（図1）

　それでは早速，実際の施行方法について見ていきましょう！と言ってもやり方は非常に簡単で，図1Aのように，腹部の真ん中にコンベックスプローブを頭尾方向に対し垂直に置くだけです．あとはそのまま尾側に臍下部付近までプローブをslideして大動脈を追っていきます．通常臍部まで大動脈を追っていくと両側の総腸骨動脈に分岐していることを確認できると思います（図1B）．

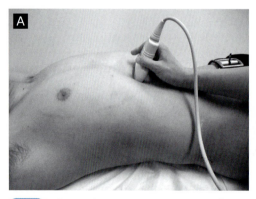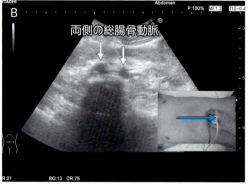

図1 プローブの当て方と走査

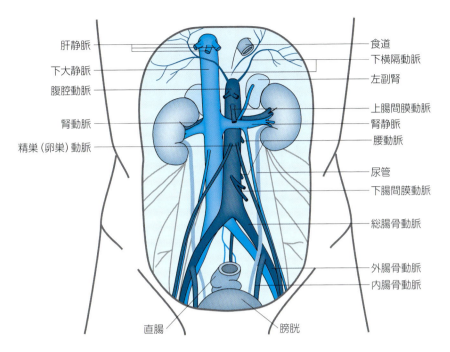

図2 腹部大動脈の解剖

解剖（図2）

図2のように，横隔膜下の腹部大動脈からは腹腔動脈，上腸間膜動脈の順に分岐していることがわかります。エコー画像でも画面上，腹側に分岐するこれらの動脈を確認できます。AAAは腎動脈下に生じることが多いので，上腸間膜動脈分岐後から特に注意深く見ていきます。可能であれば，両側の総腸骨動脈も見える範囲で追っていきましょう。

どのように腹部大動脈を確認するか？

前述のように，腹部大動脈は横隔膜下より体幹部中央に位置しているので，多くの研修医の先生がまず心窩部にプローブを置きます。そして，そこで動きが止まってしまいます。その理由のほとんどが，図3のような画像になっているからです。どこに腹部大動脈があるかわかりますか？

消化管ガスのアーチファクト解消法

心窩部では，消化管ガスのアーチファクトにより深部の観察が困難なことが多々あります。これを解消するための方法を2つ挙げたいと思います。1つ目は，消化管の蠕動運動を利用して，プローブでゆっくりと腹部を圧迫する方法です。この方法では

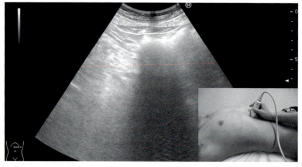

図3 消化管ガスの
アーチファクト

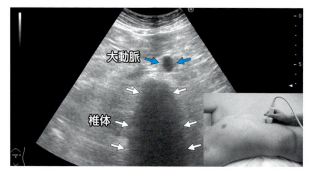

図4 臍上部アプローチ

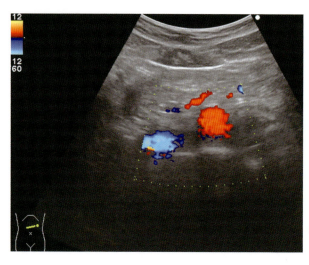

図5 腹部大動脈：
カラードプラ

霧が晴れるように消化管が左右に避けてくれるため，腹部大動脈の観察が可能になります。筆者のおすすめは次の2つ目の方法です。

　図4のように臍上部，腹部の一番低くて圧迫しやすい部位にプローブを置くと腹部大動脈の観察がしやすくなります。そのときのメルクマールは椎体です（図4白矢印）。画面中央に縦長の台形で黒く抜けて見える部分です。大動脈はその椎体の直上に画面向かって右側に円形の低エコー域として確認することができます（図4青矢印）。

　自信がなければ，図5のようにカラーをかけて確認することもできます。一度同定してしまうと，後はその大動脈を連続して上下（頭尾側方向）にslideしながら追っ

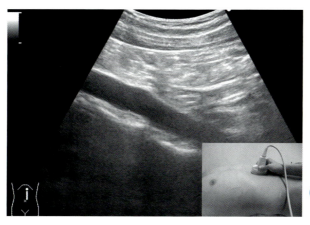

図6 腹部大動脈の矢状断面

ていくだけですので非常に簡単です。図6のように，図5の状態から90°プローブをrotateして大動脈の矢状断面を描出し，大動脈を追っていくのもわかりやすくておすすめです。

腹部大動脈瘤（AAA）かな？ と思った時に考える疾患とピットフォール

　腹部大動脈エコーの適応のところでも述べましたが，すべての急性腹症患者で，AAAが除外できるまでAAAを念頭に置いて診察するようにします。

　なぜか？ それは，AAAの80％は破裂するまで診断されておらず，その非特異的症状のため診断が遅れるからです。その誤診率は30〜60％と言われています[1]。そのため，AAAのmimickerとして，尿管結石，憩室炎，消化管出血は忘れないようにしましょう。特に，頻度の高さから尿管結石と診断する時には必ずAAAを除外するようにします。「血尿があるから」なんてのは全然AAAの除外には使えませんから注意しましょうね。

過小評価

　ここからは，大事なピットフォールについて説明します。せっかくAAAを同定しても，その瘤径を過小評価してしまうことがあります。"腹部大動脈＝円形"の低エコー域と認識していると，図7（矢頭）のように低エコー域（真腔）部分は約4×4cmとなりますが，実際は，見て頂ければわかるように8×8cmと，その大きさは実に4倍もの面積になります。壁在血栓や血腫などは周囲の組織と同じような色合いをしていますので，忙しい外来の合間にササッとやってしまう時には見逃しが起こるかもしれません。また，カラーを大動脈にのせて，そのカラーだけを追っていくと，真腔部分にしかカラーがのらないため，同様に大動脈径を過小評価してしまうことがあります。しっかり外膜から外膜までを計測しましょう。そして，図7のように水平断面で

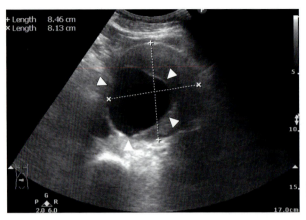

図7 腹部大動脈瘤の水平断面

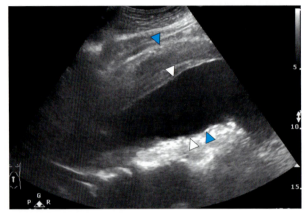

図8 腹部大動脈瘤の矢状断面

確認後にプローブを90°rotateして図8のように矢状断面も描出し，再度瘤径を確認する（図8青矢頭）とともに，瘤の形状（紡錘状，嚢状）を確認すればバッチリです．

腹部大動脈瘤（AAA）はエコーがおすすめ！

診断精度の高さ

　前述のように，AAAのエコー診断精度は非常に高く，Rubanoらのシステマティックレビュー[1]でも，感度97.5〜100％，特異度94.1〜100％，LR（＋）10.8〜∞，LR（−）0.00〜0.025と，疾患の重症度と緊急度を考慮すれば，これほど自信を持って行うことができる検査はほかにありません．しかもベッドサイドで繰り返し行うことができるため，「よくわからないけどCT室で急変！　大慌て！」なんてこともありません．

スクリーニングとしての有用さ

　AAAに対してこれだけ有用なエコーですから，プライマリケアの現場でスクリー

ニングとして使わない手はないと思いませんか？「いやいや，身体診察には自信があるから大丈夫」というあなた！ AAA（＞3cm）に対する身体所見の感度は68％，特異度75％で[2]，これが無症候性患者ではさらに低くて感度39％なんて報告もあるくらいです[3]。

　スクリーニングの推奨として，65歳以上の男性（特に喫煙歴のある）に1回のエコー検査をおすすめします。理由としては，その検査時にエコーで大動脈が正常（＜3cm）であれば，その後の5〜12年間でのAAA関連の死亡率は0〜2.4％と低いことが挙げられます[4]。

　AAAの破裂予測に関しては，表1[5] が引用されることが多いと思いますが，スクリーニング時にAAAを見つけた時には，連携病院の血管外科へ紹介の上，今後の方針を決定します。そのフォローアップ間隔について明確に取り決められたものはありませんが，おおまかには3.0〜5.4cmのAAAでは3〜12カ月ごとに瘤径に応じてエコーあるいはCTを施行し，＞1.0cm／年の瘤径拡大あるいは≧5.5cmで血管外科へ紹介を考慮することを1つの目安にするとよいと思います[4]。

表1 腹部大動脈瘤破裂の危険度（／年）

径	頻度
＜4cm	0%
4〜5cm	0.5〜5%
5〜6cm	3〜15%
6〜7cm	10〜20%
7〜8cm	20〜40%
＞8cm	30〜50%

（文献5より引用）

まとめ

● 急性腹症では腹部大動脈瘤（AAA）の除外を忘れずに！

● AAAの診断・除外にはエコーを第一選択で！

● AAA径の計測では外膜から外膜まで最大短径を計測しよう

● AAA径＞5cmではすぐに血管外科へ紹介，≦5cmであれば瘤径に応じてフォローアップの計画を立てよう

推奨文献

1) Rubano E, et al:Systematic review:emergency department bedside ultrasonography for diagnosing suspected abdominal aortic aneurysm. Acad Emerg Med. 2013;20(2):128-38.

2) Fink HA, et al:The accuracy of physical examination to detect abdominal aortic aneurysm. Arch Intern Med. 2000;160(6):833-6.

3) Lederle FA, et al:The rational clinical examination. Does this patient have abdominal aortic aneurysm?. JAMA. 1999;281(1):77-82.

4) LeFevre ML:Screening for abdominal aortic aneurysm:U.S. Preventive Services Task Force recommendation statement. Ann Intern Med. 2014;161(4):281-90.

5) Joint Council of the American Association for Vascular Surgery and Society for Vascular Surgery:Guidelines for the treatment of abdominal aortic aneurysms. Report of a subcommittee of the Joint Council of the American Association for Vascular Surgery and Society for Vascular Surgery. J Vasc Surg. 2003;37(5):1106-17.

（松宮克樹，瀬良　誠）

4 心

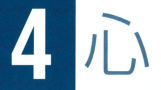

これだけできれば大丈夫　心エコー！

- 正常な断面をできるだけきれいに描出
- 疾患ごとに最低限チェックすべきポイントを知る

症例
▶ 70歳，男性。胸部圧迫感，呼吸困難。

受診1時間前から突然の胸部圧迫感を自覚。徐々に呼吸困難も出現した。

血圧170/110mmHg，脈拍100/分，体温37.0℃，SpO_2 90％（リザーバー15L），冷汗著明。

既往に高血圧，糖尿病，脂質異常症がある。現喫煙者。

症状改善せず家人が車に乗せて受診した。

患　者　うーっ，胸がつらい，む，胸が…（息も絶え絶え）

研修医　だ，大丈夫ですか？？　心電図は…？　はっきりしたST上昇はないな。血液検査は…？　当分結果が出ないぞ。レントゲンは…？　技師さんが手一杯で当分撮影できないみたいだ。

患　者　ひー，つらい，つらい…

看護師　先生！　患者さんがつらそうにしています。なんとかしてください！！

研修医　ど，どうしよう，どうしよう…鑑別疾患は，えーっと，心不全，心筋梗塞，肺塞栓症，大動脈解離，どれも命にかかわるぞ。うーん，なんだかよくわからないし，とりあえずアスピリンを飲んでもらおう！

上級医　こらこら！　ちょっと待った！！　心エコーは当ててみたの？？

研修医　え，エ，エコーですか？　心エコーってきれいな画像を出しにくいし，動いている心臓のどこを見ていいかよくわからないし，苦手なんですよね…　➡ E1

上級医　確かに苦手意識を持っている先生は多いけど，鑑別を進める上でとても便利なツールだよ。一緒にやってみよう！　➡ E2

こんな時に行いたい心エコー

以下の症状を認める時：
- 胸痛
- 呼吸困難
- 背部痛

以下の疾患を疑う時：
- 心不全
- 急性心筋梗塞
- 肺塞栓症
- 大動脈解離
- 心タンポナーデ

心エコーを当てる，その前に！

　心エコーで何よりも重要なことは，必要な断面をきれいに描出することです．でも，それが難しいんですよね．この段階でつまずいてしまい，残念ながら心エコーを敬遠してしまう先生も多いと思います．実は，きれいな画像を出すためには，エコーを当てる前にいくつかコツがあるのです．

肢位の安定

　患者さんは左側臥位になれますか？：もし状態が許せば，患者さんには左側臥位になってもらいましょう（図1）．こうすることで心臓が胸壁に近づき，非常に見やすく

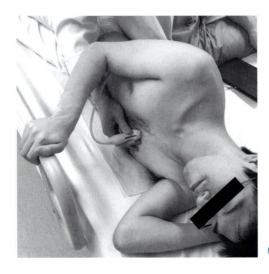

図1　心エコーでの理想的な姿勢

なります。ちょっと面倒ですが，体位を変えてもらったほうがきれいな画像を描出でき，検査が早く終わります。ただし，前述の症例のような重症の患者さんではもちろん難しいので，容態をみて判断しましょう。

　左手は挙上してもらえますか？：これは，仰臥位であっても，重症の患者さんであっても行えるコツです。左手を挙上してもらうことで肋間が開き，エコーの視野が広がります。

プローブの把持・操作

　プローブはどのように持っていますか？："心エコーは固定のエコー！"とも言われ，しっかりとプローブを固定することがとても重要です。鉛筆を握るようにして親指と人差し指でプローブを持ち，残りの指は患者さんの体に接地し固定させましょう（図2）。こうすることで，繊細なプローブ操作が可能になります。

　慌ててプローブを動かしていませんか？：描出が難しく，観察する範囲も広いので，心エコーではプローブを動かすことが多いです。患者さんが重症だからといってプローブを慌てて動かすと，今自分がどこを見ているか行方不明になり，かえって時間がかかります。プローブのsliding，tilting，rotatingは同時に行ってはいけません。動作は1つずつ，それぞれ0.5mmずつ動かすつもりで操作しましょう。

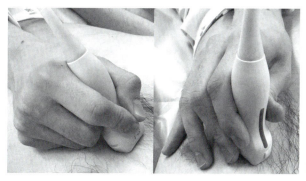

図2 プローブの持ち方

どのように心エコーを行うか？

　ここまで，エコーを当てる前の注意点をみてきました。たったこれだけの工夫で，見違えるほどきれいな画像を出せるようになります。それでは，さっそくエコーを当ててみましょう！　今回描出する断面は，①胸骨左縁長軸像，②胸骨左縁短軸像，③心尖部四腔像，④心窩部像：四腔像，下大静脈（IVC），の4つです。

　これら4つの断面を，きれいに描出できるポイントをそれぞれご紹介します。これらをきれいに出せるようになることが心エコーの第一歩です。繰り返し練習しましょう♪

胸骨左縁長軸像（図3）

"ザ・心エコー"とも言える代表的な断面です。この断面で得られる所見がすべて正常ならば，かなりの確率でその心臓は正常と言えます。プローブのマーカーが患者さんの右肩を向くような角度で，胸骨の左縁，第3～4肋間に当ててみましょう。

するとほら！ 簡単に胸骨左縁長軸像が見えてくるはずです。あとは慎重に，左心室が最も大きく映るようプローブを微調整してください。

胸骨左縁短軸像（図4，図5）

そのままプローブをしっかり固定し，ゆっくりと時計方向に90°rotateしてください。そうすると心臓を輪切りにしたような，胸骨左縁短軸像が見えてきます（図4）。回転する時に位置がずれやすいので，慣れるまでは両手で回すとよいでしょう。短軸像では，超音波ビームが心臓に対して斜めに入ると心筋が楕円形に描出されてしまい，正確な評価が困難になります。心臓の軸を意識しましょう（図5）。プローブをslideすることで，正円のまま大動脈弁レベル～心尖部レベルまでの断面を描出して

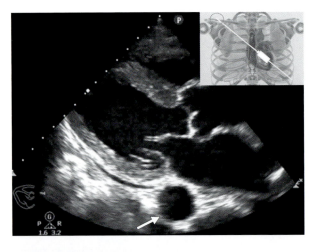

図3 胸骨左縁長軸像
正常な胸骨左縁長軸像では中央に僧房弁弁尖が位置し，右室・上行大動脈・左心房がほぼ同じ幅となる。心臓の向こう側には下行胸部大動脈が円形に描出される（矢印）。

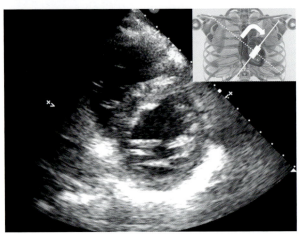

図4 胸骨左縁短軸像
図3の状態から，位置がずれないように注意してゆっくりと時計方向に90°rotateする。

みましょう。

　胸骨左縁からの長軸／短軸像がきれいに描出できない時は，患者さんにベッドに向かって倒れてもらうよう左側臥位を深くする，息を吐いた時に観察するなどの工夫で見え方が改善するはずです。

心尖部四腔像（図6）

　やや難易度が高い断面です。胸骨左縁短軸像で心尖部のほうへslideしていき，心尖部が見えなくなったところで，心臓を仰ぎ見るようにプローブを倒しましょう。そうすると心尖部四腔像が描出されます。プローブが心尖部から当たっていない場合，心臓が斜め切りになってしまい，心室や心房のサイズ評価を誤ってしまいます。心尖部がわかりにくい時には，触診で心尖拍動を探してその場所を頼りにしたり，胸部X線写真を参照したりして位置を確認しましょう。

　見えにくい場合は，患者さんの体勢を仰臥位に近づけるように左側臥位を浅くする，1肋間下げたところで息を吸ってもらうなど，工夫すればよく見えるようになります。

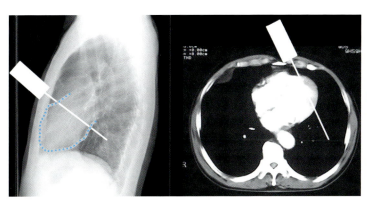

図5　心臓の軸
心臓の軸は，矢状断では前向き，水平断では左向きに存在している。超音波ビームを尾側・左側へ向ける，つまりプローブのお尻を右肩方向に倒せば，正円に近づく。

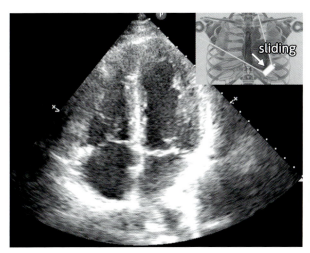

図6　心尖部四腔像
図4の状態から心尖部のほうへslideし，心尖部が見えなくなったところで心臓を仰ぎ見るようにプローブを倒す。

心窩部像（四腔像，IVC）

心窩部四腔像（図7）：患者さんに仰臥位になってもらい，心窩部からプローブを当てます。腹壁に押し当てる時には中指～小指が邪魔になってしまうので，この場合に限りプローブを上からつかむように持ちましょう。また，患者さんの膝を立ててもらうことで腹筋の緊張が弱まり，容易にプローブを押し込むことができます（図8）。

肺気腫などで胸郭の変形が強い患者さんや，痩せた患者さんで肋骨の凹凸が強い場合には，胸骨左縁や心尖部からのアプローチでは描出しにくいことがよくあります。そういう時は，奥の手として心窩部から四腔像を描出し，壁運動などの評価に使用しましょう。

> **Point** 心窩部四腔像は心尖部アプローチと異なり，誰でもすぐに描出することができるよ♪　特に，心肺停止時には心臓マッサージを邪魔することなく評価できるので非常に有用だよ！

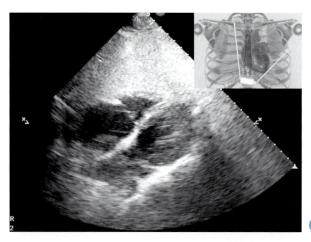

図7 心窩部四腔像

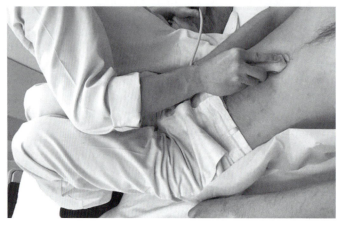

図8 心窩部四腔像描出時のプローブの持ち方

例外的に，プローブを上からつかむようにするとよい。患者さんには，仰臥位で膝を立ててもらうとプローブを押し込みやすい。

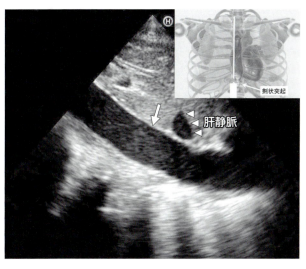

図9 IVC
肝静脈流入部の1〜2cm尾側（矢印）で径を測定する。

IVC（図9）：剣状突起右縁と肋骨下縁のなす角を触診します。そこへプローブを長軸方向にはめ込めば，IVCが描出されます。IVC径の測定は肝静脈流入部の1〜2cm尾側で行うことが一般的です。

どのように心エコーを活用するか？

では，ここから臨床に応用していきましょう。これら4つの断面を用いて，鑑別診断ごとに注目すべきポイントを紹介していきます。いろいろな病態を思い浮かべながら，心エコーを活用してどんどん鑑別を進めてください！

心不全

ここでの心不全とは，"左心室の収縮能が低下した状態"を意味します。まず注目すべきポイントは，"見た目の収縮能"です。評価する断面は，胸骨左縁長軸像，心尖部四腔像がよいでしょう。経験を積んだ救急医であれば，見た目の左室駆出率（ejection fraction：EF）を，実際に測定したEFに劣らず評価できると報告されています。救急外来やプライマリケアの現場においては，EFの数％の違いが治療方針に影響することは少なく，収縮能が，良い・普通・悪い，と大まかな3通りの評価であっても，治療方針を大きく間違えることはないでしょう。目安として，測定したEFと，左室内腔の縮小具合の大まかな関係を表1に示します。

表1 左室の収縮具合とおおよそのEF

左室内腔の縮小度	おおよそのEF	表現
1/2	75%	hyperkinesis
1/3	60%	normokinesis
1/4	40〜50%	hypokinesis
それ以下	〜30%	severe hypokinesis

左室拡張末期径45mm程度とし，Teicholz法で算出。

EPSS

「もっと具体的に数値として評価したい！でも，EFを測定する自信がない…」という先生へ

ここで，EPSS（E-point septal separation）をご紹介します。胸骨左縁長軸像において，僧房弁前尖にカーソルを合わせてMモードで観察します。僧房弁前尖は拡張期に心室中隔に向かって2回移動しM字型の動きをします。この1回目の時相をE点と呼びます。このE点における僧房弁前尖と心室中隔との距離がEPSSです。一般に，収縮能が良好であればEPSSは小さくなり，収縮能が不良であればEPSSは大きくなります。

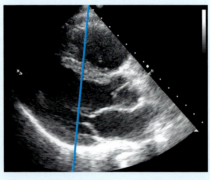

カーソルを僧帽弁前尖に合わせてMモードで観察

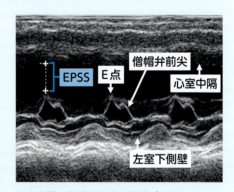

心室中隔と僧帽弁前尖の距離がEPSS

McKaigneyら[4]の報告によれば，EPSSが7mm以下の場合は100％の陽性的中率でEF30％以上と判断できます。しかし陰性的中率は52％と低く，EPSSが7mm以上でもEFが悪いとは限りませんので注意が必要です。また陳旧性心筋梗塞などで局所の壁運動異常がある場合では正確に評価できませんし，僧帽弁狭窄症では僧房弁弁尖の可動性が低下し，EPSSを過大評価してしまうので注意してください。

急性心筋梗塞

次は，循環器急性疾患の代名詞，急性心筋梗塞です。なんといっても局所の壁運動低下（asynergy，アシナジー）を見つけることが重要です。胸骨左縁短軸像を描出し，図10の冠動脈支配領域を意識して観察してください。もし短軸像が斜め切りにしかならない場合は無理に評価せず，他の断面で観察したほうが無難です。この時，なんとなく画像を眺めているようでは，微妙なアシナジーはなかなか見つかりません。しっかりポイントを絞って観察しましょう。

まずは，"心室壁の厚さ"に注目します。正常な心筋は，収縮期に壁を厚くすることで内腔を縮小させて血液を駆出しています。ところが，虚血により障害を受けた心筋では，十分に壁を厚くすることができません。心室壁の厚みに注目してくまなく観察し，他の場所と比べて厚くなれていない箇所がないかを探してください（図11）。

同じような理由で，"心内膜"にも注目してください。心内膜は心室壁の一番内側に存在し，ややエコー輝度の高い層です。正常な心筋であれば，壁が厚くなることで心内膜は求心性に内側へ移動します。もし，他の部位と比較して心内膜が内側へ移動できていない箇所があれば，その部位での壁運動低下が疑われます。

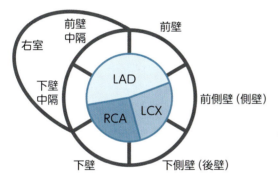

図10 冠動脈支配領域
LAD：左冠動脈左前下行枝，LCX：左冠動脈左回旋枝，RCA：右冠動脈

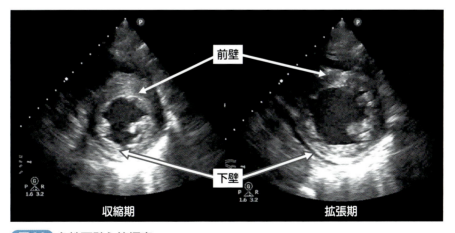

図11 急性下壁心筋梗塞
収縮期に前壁は厚みを増すが，梗塞した下壁は厚くならない。

判断に迷う時は，アシナジーがある場所とない場所をそれぞれ手で隠して比較すると違いが明瞭になるので試してみてください。

　病歴や症状からは急性心筋梗塞が疑われるのに，「心電図でST上昇がない！」そんなことはよくありますよね。そんな時に注目すべきは，"前側壁（側壁）や下側壁（後壁）"です。急性心筋梗塞において，左前下行枝や右冠動脈の病変では，STが上昇する割合は70％程度と報告されています[6]。一方で左回旋枝の病変では，その50％程度しかST上昇をきたしません。そのため，心筋梗塞を強く疑う症例で心電図でのST上昇がみられない場合は，回旋枝領域にもう一度注目しましょう。特に下側壁の心筋梗塞は心電図で見落としが多く，注意が必要です。

肺塞栓症

　肺塞栓症では，圧負荷によって生じる右心系の拡大に注目しましょう。まずは，胸骨左縁短軸像において，拡大した右室による左室の圧排像を探しましょう。右室圧が上昇することで心室中隔が扁平化し，特に拡張期では左心室がアルファベットのDのような形態になります。これをD-shapeと呼びます（図12A）。左室内の圧力が最も上昇する収縮期においてもD-shapeを認める場合は，右心系の圧がかなり上昇していることを示唆します。

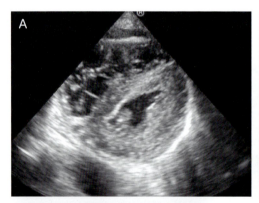
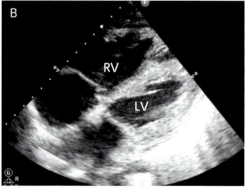
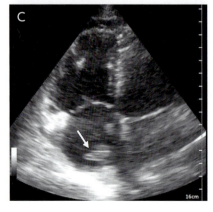

図12 肺塞栓症
A：D-shape（心室中隔の扁平化）
B：右心室の拡大
C：右心房内の血栓

次に，心尖部四腔像や心窩部四腔像で心室のサイズを確認しましょう．正常な心臓では，左心室は右心室よりも必ず大きいはずです．もし，右心室が左心室と同じ大きさであれば，それはもう右室拡大と評価するべきです（図12B）．

　また，この断面では右心系内の血栓をくまなく探しましょう．よーく観察していると，低輝度な血栓が右心系の中を漂っていることがあります．これは，肺塞栓症を強く示唆する所見です（図12C）．

TAPSE 右心系拡張のほかに，右室収縮能の客観的な評価指標があるんです！

　ここでは，TAPSE（tricuspid annular plane systolic excursion）をご紹介します．右室は，左心室のように求心性に収縮するわけではなく，長軸方向に上下運動を行いながら収縮しています．TAPSEはこの上下運動の移動距離を，右室収縮能と関連づけた指標です．まずは，心尖部四腔像を描出します．三尖弁が右室側壁に付着する部位にカーソルを合わせ，Mモードで記録します．すると，三尖弁の上下運動が記録されますが，この上下移動距離がTAPSEです．

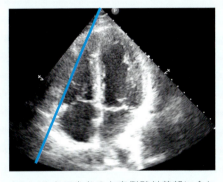
カーソルを三尖弁の右室側壁付着部に合わせる

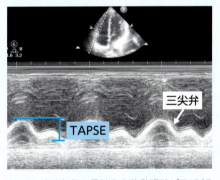
Mモード三尖弁の長軸方向移動距離がTAPSE

　カットオフは16mmで，Tamboriniらの報告[5]ではそれ以下の場合陽性的中率100％で右室収縮能不全を示唆します．一方，TAPSEが16mm以上でも右室収縮能が低下している場合もあり，結果の解釈には注意が必要です．**16mm以下であれば高確率で右室収縮能不全，16mm以上でも油断できないと解釈し，右室収縮能不全のrule-inに使用しましょう．**また，TAPSEが低下していても，それが肺塞栓症で生じた急性のものか，肺性心や肺高血圧症で生じていた慢性的なものかの判断は困難ですので，やはり病歴も重要であることにも注意しましょう．

以上，いくつかのエコー所見を紹介しました．肺塞栓症に関してはエコーのみで確定診断することはできませんし，もちろん除外することもできません．診断のゴールドスタンダードが造影CTであることは間違いありませんが，腎機能の悪い症例では造影まで踏み切る判断が難しいことがあります．そんな時に心エコーでこれらの所見をチェックし，また下肢静脈エコーで深部静脈血栓症がないか（☞p107），IVCの拡張がないか，病歴，血液検査所見も含めて総合的に判断することが重要です．造影CTの検査前確率を少しでも高くするために，エコーというツールを有効に使用しましょう．

大動脈解離

　胸骨左縁短軸像を描出し，頭側へslideしてください．すると，三尖を有する大動脈弁が見えてきます．ここからさらに頭側へ向けていくと，円形の上行大動脈基部が描出されます（図13）．もしここに動脈壁の剥離所見（flap，フラップ）が見えれば，Stanford A型の大動脈解離が疑われます（図14A）．もしわかりにくければ，カラードプラを入れることで血管内腔とそれ以外をはっきり区別できることもあります（図14B）．また，胸骨左縁長軸像において，上行大動脈や（図14C），心臓の奥に描出される胸部下行大動脈もよく観察してフラップがないか確認してください．そして，疑わしければ腹部大動脈も忘れずに評価してください（☞p33〜34）．

　大動脈解離においても，やはり診断のゴールドスタンダードは造影CTでしょう．エコーでの診断精度は，感度特異度ともに60〜90％程度と報告されており[7]，イマイチです．エコーで指摘できないからといって除外もできませんし，フラップのように見えてもCTを撮ってみればアーチファクトだったという場合もあります．

　しかし，大動脈解離を疑うことは非常に重要です．たとえば，心電図などから急性下壁心筋梗塞と診断したものの，大動脈解離による冠閉塞が疑われる場合が往々にし

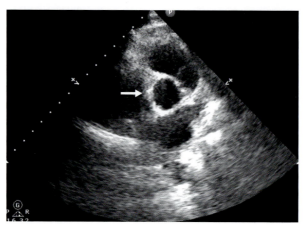

図13　上行大動脈基部

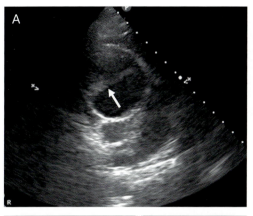
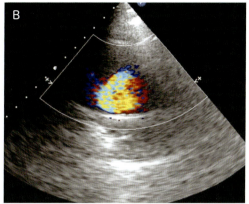
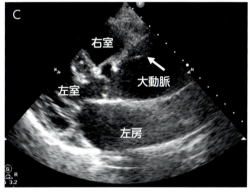

図14 Stanford A型大動脈解離
A：胸骨左縁短軸像。矢印がフラップ。
B：Aにカラードプラを入れた画像。偽腔は閉鎖し血流カラーが入らない。
C：胸骨左縁長軸像を大動脈寄りで描出。矢印がフラップ。

てあります。冠動脈造影検査の前に胸部造影CTを撮像するかどうか迷うと思いますが，この時に心エコーでしっかり大動脈基部が評価できれば，不要な造影検査を回避できる可能性があります。大動脈解離における心エコーの診断能を過信せず，あくまで診断の補助ツールとして使用しましょう。

心タンポナーデ

　E-FAST（☞p7）でも登場します。胸骨左縁長軸像・短軸像，心尖部四腔像，心窩部四腔像，いずれの断面でも心嚢液貯留は観察できます（図15）。重要なポイントは，"心嚢液貯留≠心タンポナーデ"であるということです。慢性的に貯留した心嚢液では，たとえ大量であっても循環動態に影響しないことがありますが，急激に貯留したものであれば少量でもショックに至ることがあります。貯留している心嚢液が循環動態に影響しているかどうかを判断するポイントは，ずばり，"右心系の虚脱"です。心タンポナーデでは圧迫された右心系の虚脱によって左心への還流量，つまり前負荷が低下し，心拍出量が低下します。逆に言えば，右心系が虚脱していなければ，その心嚢液は循環に影響していない可能性が高いです。これを評価するためには，右心房も評価できる四腔像がよいでしょう。特に心窩部からは簡便に四腔像が描出できます。
　一般的に低圧である右房の虚脱は，心タンポナーデに対する感度が高い所見です。

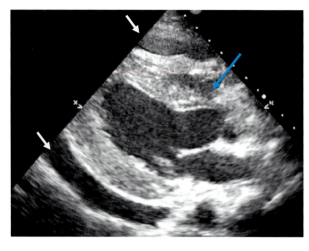

図15 心タンポナーデ
劇症型心筋炎の心タンポナーデ症例，胸骨左縁長軸像，拡張後期。全周性の心囊液貯留（白矢印）と，右室の虚脱（青矢印）を認める。

しかし，低圧であるぶん簡単に虚脱してしまうので，特異度は高くありません。一方で，右心房よりも圧が高い右心室の虚脱は心タンポナーデに対する特異度が高い所見です。しかし，そう簡単には虚脱しませんので，感度は高くありません。

つまり，**右心房が虚脱していなければ心タンポナーデは否定的であり，右心室が虚脱していれば心タンポナーデがかなり怪しいと判断できます。**

下大静脈（IVC）の評価

最後に，IVCの評価です。前述のように，IVC径は肝静脈流入部の1～2cm尾側で測定します。吸気に縮小，呼気に拡張する呼吸性変動も重要ですので，Mモードで記録すれば1枚でわかりやすい画像が残せます（図16）。この時，呼吸によってIVCは上下左右へ移動しますので，見ている箇所がずれていないか注意しましょう。

これまで，どのような時にIVCを見ていましたか？ 多くの先生は，IVCを見て補液に反応するかどうか予測していると思います。しかし，実際のところIVCが補液反

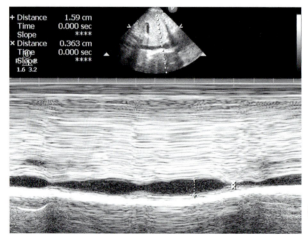

図16 Mモードで記録したIVC

応性と相関する状況は非常に限定されています（鎮静＋筋弛緩＋挿管下，など）。IVCはあくまでも"径＝長さ"であって，それを中心静脈"圧"に相関させることはできたとしても，さらに"容量"やその分布にまで対応させるのはさすがに困難です。つまり，IVCから補液反応性を予測することは現実的ではありません。

　救急やプライマリケアにおけるIVCの使用方法は，"予測している病態と整合するか"を確認するツールとするのが最も妥当です。たとえば肺塞栓症を疑う病歴，心エコー所見，D-ダイマー高値を認めれば，IVCはパンパンに拡張していてほしいですよね？　発熱，炎症反応高値，血圧低下している敗血症性ショック疑いの症例では，IVCはぺちゃんこに虚脱してほしいですよね？　もしこれらの症例でIVCが予測していた通りの所見なら，その診断の確からしさを担保する1つの要因となるでしょう。しかし，IVCが予測していたのと反対の所見であれば，「あれ？　ホントにこの診断でいいのかな？」と立ち止まるきっかけを与えてくれます。

　救急外来やプライマリケアの現場におけるIVC径の評価は，パンパンに拡張・ぺちゃんこに虚脱・その中間，このたった3通りで十分です。そして，予測した病態と整合するかを検討してください。それぞれの基準はガイドラインによって多少ばらつきがありますが，"パンパン"の基準は径が21mm以上で呼吸性変動50％未満，"ぺちゃんこ"の基準は径が12mm以下で吸気時に虚脱するものでよいでしょう。その中間は，どちらともいえない所見であり，あまり有意ではありません。

まとめ

- ●各描出断面でのチェックポイントを確実に ➡ まとめ1～4
- ●EPSS：＜7mmならOK，7mm＜なら悪いかも ➡ まとめ2
- ●TAPSE：＜16mmは右室不全，16mm＜でも油断できない ➡ まとめ3
- ●IVC：＜21mmかつ呼吸性変動＜50％→パンパン，12mm＜かつ吸気で虚脱→ぺちゃんこ ➡ まとめ4

Point 各描出画像での見るべき所見をまとめてあるよ♪　慣れないうちは，胸骨左縁長・短軸像と心窩部四腔像だけは確認しようね！

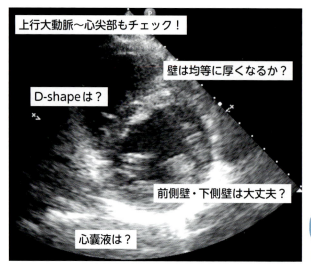

まとめ1：心エコーでの
チェックポイント
胸骨左縁短軸像

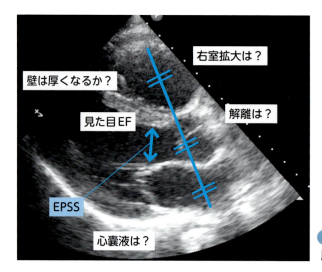

まとめ2：EPSS
胸骨左縁長軸像

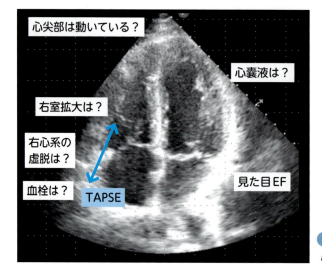

まとめ3：TAPSE
心尖部四腔像

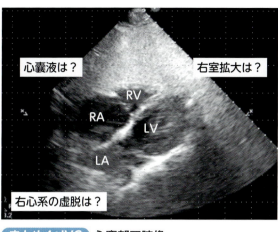
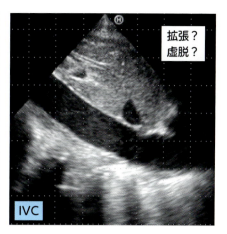

まとめ4：IVC 心窩部四腔像

推奨文献

1) Labovitz AJ, et al：Focused cardiac ultrasound in the emergent setting：a consensus statement of the American Society of Echocardiography and American College of Emergency Physicians. J Am Soc Echocardiogr. 2010；23(12)：1225-30.
2) Kennedy Hall M, et al：The "5Es" of emergency physician-performed focused cardiac ultrasound：a protocol for rapid identification of effusion, ejection, equality, exit, and entrance. Acad Emerg Med. 2015；22(5)：583-93.
3) Unlüer EE, et al：Visual estimation of bedside echocardiographic ejection fraction by emergency physicians. West J Emerg Med. 2014；15(2)：221-6.
4) McKaigney CJ, et al：E-point septal separation：a bedside tool for emergency physician assessment of left ventricular ejection fraction. Am J Emerg Med. 2014；32(6)：493-7.
5) Tamborini G, et al：Feasibility and accuracy of a routine echocardiographic assessment of right ventricular function. Int J Cardiol. 2007；115(1)：86-9.
6) Huey BL, et al：A comprehensive analysis of myocardial infarction due to left circumflex artery occlusion：comparison with infarction due to right coronary artery and left anterior descending artery occlusion. J Am Coll Cardiol. 1988；12(5)：1156-66.
7) Nazerian P, et al：Diagnostic performance of emergency transthoracic focus cardiac ultrasound in suspected acute type A aortic dissection. Intern Emerg Med. 2014；9(6)：665-70.

（邑井洸太）

5 肺

これだけできれば大丈夫 肺エコー！

- lung slidingの有無
- lung pointの有無
- 肺エコーのABC

症例 ▶69歳，男性。呼吸困難。

来院日の朝から急に軽度の呼吸困難を自覚。昼まで様子をみていたが呼吸困難が増悪し，我慢ができなくなり救急搬送となる。

救急隊接触時の$SpO_2$84％(室内気)。血圧170/92mmHg，脈拍102/分，$SpO_2$94％(マスク5L)，体温37.2℃。

既往に高血圧症，慢性心不全，COPD，狭心症がある。

患　者　はぁはぁ…(頻呼吸)，く，くるしい…

研修医　大丈夫ですか？

患　者　はぁはぁ…(見りゃわかるだろ！？　大丈夫なわけないだろ！　こいつはひよっ子研修医だな)

研修医　呼吸音は…wheezeもcoarse crackleもはっきりしないなぁ。左右差も明らかなものはなさそうだ。うーん，とりあえずレントゲンだな。看護師さーん，技師さんに連絡してください。

看護師　連絡しましたが，病棟を回っているみたいですぐ来られないみたいです。それより，SpO_2が89％まで下がってますがどうしましょうか？

研修医　えーっ！　どうしよう？　そうだ，この前覚えたNPPVを試してみよう！　意識もはっきりしているし，心不全やCOPDが悪くなっているかもしれないし良い適応だ！　看護師さーん，NPPVを準備してください！

上級医　患者さんの状態はどう？　ん？　何してるの？

研修医　先生遅いじゃないですか！　何ってNPPVですよ！　NPPV！　この前先生が教えてくれたじゃないですか(ドヤ顔)。

上級医　ドヤ顔はいいけど，気胸はないの？　気胸に陽圧換気はダメだって教えたよね？

研修医	技師さんがすぐに来られなくてレントゲンがまだ撮れていません（気胸？　しまった！　考えてなかった！　技師さんが遅いせいにしよう…）。
上級医	エコーはしたの？
研修医	エコー？　先生，何言ってるんですかー，レントゲンを撮らないと気胸はわかりませんよー。
上級医	気胸はエコーで診断する時代になったんだよ。一緒にやってみようか。➡ **E1**

こんな時に行いたい肺エコー

呼吸困難，胸痛を伴い，以下の疾患を疑う時：

- 気胸
- 心不全
- 肺炎
- COPD急性増悪

どのように肺エコーを行うか？

　まず，肺エコーを行う上で理解しておかなければいけないのは，"エコーで肺を見ることはできない"ということです。肺は他の臓器（たとえば腎臓や胆嚢など）とは異なり，空気を含む臓器です。空気は超音波を通さないために，肺そのものをエコーで確認することはできないのです。

　では，肺エコーでは何を見ているのでしょうか？　それはずばり"胸膜"です。普段あまり意識することのない，この胸膜に注目して肺エコーを行います。

体　位

　さて，実際に肺エコーを行っていきましょう。肺エコーが必要だと考える本症例のような患者さんは，ベッド上に仰臥位をとっていることが多いと思います。肺エコーを行う際の患者さんの体勢はそのまま仰臥位で構いません。ベッドサイドにエコーを持っていくだけで準備は完了♪　患者さんを動かす必要はありません！

プローブの選択

　エコープローブは，腹部によく使われるコンベックスプローブや心臓に使うセクタプローブでも行えますが，慣れないうちは浅部の解像度が高いリニアプローブをおすすめします。

5

肺

実際の当て方

　プローブの選択ができれば，実際に当てていきましょう．どこに当てるかですが，これは肺エコーにかかわる論文によってまちまちとなっています．胸郭を前胸部（傍胸骨線〜前腋窩線），側胸部（前腋窩線〜後腋窩線），背面（後腋窩線〜脊椎）と3つのゾーンに分けて，それぞれをさらに頭側と足側の2つのゾーンに分け，片側で6ゾーン（左右で合計12ゾーン）当てるという方法（図1）をとっているものもあれば，前胸部と側胸部は同様に2ゾーンに分けて背面は3ゾーンとする合計14ゾーンに分けるものもあります．ほかにも，独自の検査領域を設定している論文もあります．

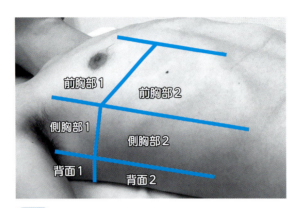

図1 肺エコーを当てるゾーン

　理想を言うと，すべての胸郭を網羅的に見ることができればよいのですが，現実的に無理なので，上記のようにゾーンに分けて行います．「10〜14箇所とはいえ，忙しい外来診療ではできないよ！」という方もいらっしゃるかもしれません．**そんな時は，仰臥位になった時に一番高い位置になる前胸部（気胸であれば空気が最も溜まるであろう部位）と側胸部〔胸水やconsolidation（硬化像）を認めやすい部位〕の，左右合わせて4箇所は最低限行うことをおすすめします．**

> **Point**　みなさん，いつも聴診していますよね？　そう！　まさにいつも聴診器を当てている部位にそのままエコープローブを当ててください．慣れないうちは，聴診後に異常音を聴取した部位にプローブを当ててみるだけでも，肺炎像を確認できたりするととてもうれしくなりますよ．

　入院患者さんに対して検査箇所を固定して継続的に評価していく場合や，外来患者さんに対して素早く評価する必要のある場合など，それぞれの臨床状況に応じて方法は変わってくるかと思います．

プローブは，その長軸を頭尾側に向けて肋骨を画面に含むように当てていきます（図2）。なぜ，肋骨を含むように当てるのかは次で説明します。実際にエコーを当ててみるとどのように見えるでしょうか？

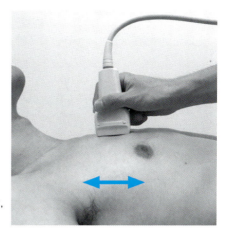

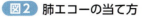
図2　肺エコーの当て方
プローブの長軸を頭尾側に向け，肋骨を画面に含むように当てる。

解剖を確認しておこう！

肺エコーの基本像

ここでは，肺エコーで見えるエコー像について説明します。エコーを行う際には，対象とする臓器の解剖を理解しておくことが前提となります。「肺の解剖？　えーっと，右の主気管支が上葉支と中間幹に分かれて，上葉支はB1〜3に分かれて，それぞれa，b，cにさらに分かれて…」このように遠い記憶をさかのぼった方もいらっしゃるかもしれませんね。でも，安心してください。前述の通り，肺エコーにおいては体表から胸膜までの間の解剖を理解していれば十分です。

図3は，体表近くの胸郭のエコー画像とその解剖シェーマです。表皮の下には肋間

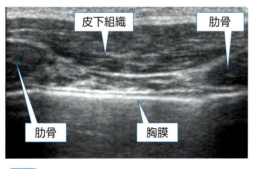 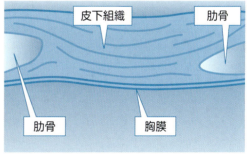

図3　胸壁の解剖図
肋骨：楕円形で低エコー，音響陰影を伴う
胸膜：肋骨の直下にあり，高エコー

Point　ここでは解剖を説明するために拡大してあるけど，lung slidingを確認する時はdepthを4〜6cmに調整すると見やすくなるよ！

筋や皮下組織があります。それらと同じ高さにあり，楕円形の低エコー域でそこから垂直方向にシャドー（音響陰影）を引いている部分が肋骨となります。この肋骨の直下にあり，水平方向の高輝度のラインが胸膜となります。画像だけを見ると，この胸膜より下の部分に肺があるように思えますが，含気のある肺はエコーで描出できません。つまり，アーチファクトを見ていることになります。

lung slidingとlung pointで気胸を探せ！！

lung sliding（図4）

　ここでは，気胸の診断に使うエコー所見について説明します。前述の手順で胸膜を同定できたら，そのまま胸膜をしばらく観察してみてください。すると，胸膜が患者さんの呼吸に合わせて左右にslidingしているのが観察できるはずです。これがlung slidingです。

　胸膜を少し詳しく見ると，臓側胸膜と壁側胸膜に分かれます。この2つの胸膜は通常，ごく少量の胸水を介して接触しています。呼吸により肺は拡張と虚脱を繰り返しますので，おのずとこの2つの胸膜はこすれ合うような動きをします。それをlung slidingとして確認しているわけです。つまり，lung slidingが確認できる（陽性）のであれば，臓側胸膜と壁側胸膜の接触は保たれており，気胸はないと言えます。

　一方，気胸の場合，臓側胸膜と壁側胸膜の間に空気の層ができ，2つの胸膜の接触が妨げられますのでlung slidingは消失します（陰性）。

　「2つある臓器は左右差を比較することが大切」と言われますが，肺も2つあるのでlung slidingも左右を比較するようにしましょう。lung slidingがわかりにくい時も，左右差を見ることで一目瞭然となることがあります。また，それでもわかりにくい時はMモードで見てみましょう。

Point

肺エコーは胸部にプローブを当てるだけなので，描出は初心者でも非常に簡単です。しかし，普段見慣れない画像なので，その解釈（正常なのか異常なのか）が初心者には難しいのです。そんな時には，左右差を確認することでその異常所見がはっきりとわかってきますよ。

　図4はMモードでlung slidingを見たものです。

　seashore sign：lung sliding陽性の場合，呼吸によって動かない表皮から胸膜までは，横縞模様の画像が得られます。そして，胸膜より深部は呼吸により不規則に変化をするため，Mモードではちょうどテレビの砂嵐のように見えます。表皮から胸

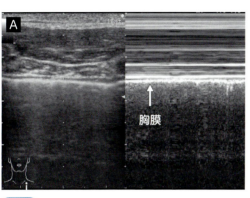
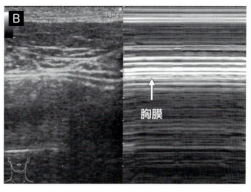

図4 lung sliding：Mモード
A：seashore sign（lung sliding陽性），波打ち際のように見える。
B：barcode sign（lung sliding陰性），全層性の縞模様となる。

膜までの横縞模様を打ち寄せる波，胸膜より深部を砂浜に見立ててseashore signと呼びます（図4A）。

　barcode sign（stratosphere sign）：lung sliding陰性の場合，表皮から胸膜も胸膜より深部も呼吸によって動きがなくなるので全層性に横縞模様が得られます。これをbarcode signまたはstratosphere signと呼びます（図4B）。

lung point（図5）

　lung slidingが陰性の時は，そのままプローブを側胸部のほうにslideしていきましょう。気胸であれば，図5のように臓側胸膜と壁側胸膜の接触が保たれている部分と解離している部分の境界に差しかかります。2つの胸膜が接触している部分ではlung slidingが見られますが，接触していない部分ではlung slidingが見られません。エコー画面上でlung slidingがある部分と消えている部分の境界が呼吸に応じて動いているのを確認できることがあります。この所見はlung pointと呼びます。

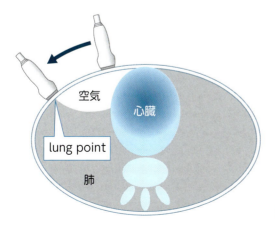

図5 気胸の断面図

lung pointは気胸で必ず確認できるわけではありませんが，気胸診断に対して特異度100％となっているので，これを見つけることができれば気胸と確定することができます。

肺エコーのABC

世の中には様々な"ABC"があふれ返っていますが，肺エコーにもABCが存在します。肺エコーで得られる画像所見のことで，それぞれA-line，B-line，consolidationのことを指しています。これらを駆使して肺の状態をより詳細に把握できるようにしましょう。

A-line（図6）

肺にしっかりと空気が含まれていれば，胸膜より深部には超音波は届かないので，プローブと胸膜の間でのみ超音波が多重反射することになります。その結果，胸膜より深部にプローブと胸膜の距離と同じ間隔で水平方向のアーチファクトが2～3本見えてきます。これをA-lineと呼びます。胸膜より深部に空気が含まれており（気胸腔も含む），プローブと胸膜の間の構造が保たれていればA-lineを見ることができます。よって，A-lineを見ることができるのは，正常肺，COPD／喘息，肺血栓塞栓症，気胸となります。

B-line（図7）

A-lineは水平方向のアーチファクトでしたが，B-lineは垂直方向に出現するアーチ

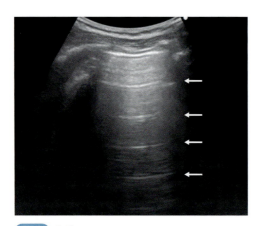

図6 A-line
胸膜より深部に，プローブと胸膜の距離と同じ間隔で水平方向に見える。

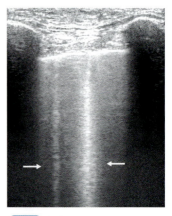

図7 B-line
胸膜から出現し，画面の下端（最深部）まで減衰せずに伸びており，A-lineをかき消している。

ファクトの1つです。B-lineの特徴は，高輝度のビーム状で胸膜から出現して画面の下端(最深部)まで減衰せずに伸び，A-lineをかき消して，lung slidingに合わせて左右にslidingするという点です。

図8は小葉と肺胞の模式図です。小葉間隔壁には肺静脈やリンパ管が走行しており，ここでうっ血や炎症が生じると小葉間隔壁に水が溜まって浮腫が生じます。胸膜直下の小葉間隔壁に浮腫が生じると，胸壁を通ってきた超音波がそこで減衰してB-lineというアーチファクトを形成します。肺の小葉は約10mm間隔で並んでいるため，B-lineは約10mm程度の間隔で見えてきます。浮腫が進行し，より狭い間隔で並んでいる肺胞内にまで水が溜まり始めると，より狭い間隔でB-lineを認める，あるいはB-lineどうしが癒合して幅の広い帯状のB-lineに見えることもあります。

まとめると，B-lineはうっ血や炎症による小葉間隔壁の浮腫を反映し，肺がwetな状態であることを示します。具体的には，肺水腫，肺炎やARDS(急性呼吸窮迫症候群)などで認めることができます。また，このB-lineは健常人にも少数は認めることがあり，1肋間に3本以上見える時に異常所見と考えます。

ただし，筆者自身は，実際にB-lineの数を数えたことはあまりありません。B-lineが，①明らかに確認できる，②確認できない，③どちらとも言えない，の3つで考えます。

　①明らかにB-lineが認められる時：肺水腫や肺炎など肺がwetになるような疾患
　②B-lineが確認できない時：肺がdryな状態であるような疾患，多くはA-lineのところで挙げたような疾患
　③どちらとも言えない時：他の検査データや病歴もふまえる
のように考えることが多いです。

また，B-lineを考える上では，分布も重要になってきます。たとえば，心不全による肺水腫であれば両側肺野にびまん性にB-lineを認めることが多く，肺炎であれば片側肺野で局所的にB-lineを認めることが多いです。

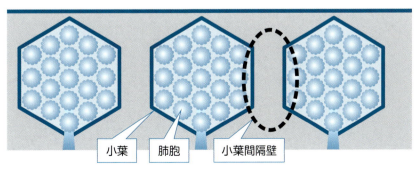

図8 小葉の構造

consolidation（図9）

　"エコーでは肺を確認できない"と前述しましたが，肺炎で肺がより水浸しになる，あるいは無気肺で肺実質の含気が損なわれて虚脱した場合，肺実質をエコーで確認できるようになります．胸部X線や胸部CTで見ていたconsolidationを，エコーでも確認することができるのです．図9Aを見てください．これは，肺炎で含気が失われた肺を見ています．何かに似ていると思いませんか？　そう，肝臓によく似ています．よって，hepatizationと呼ばれることもあります．実際はここまで含気が失われることはめずらしく，図9Bのように，胸膜下に境界不明瞭で内部不均一な領域のように見えることも多いです．

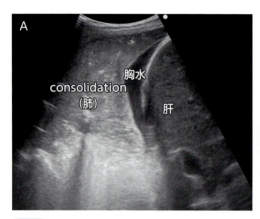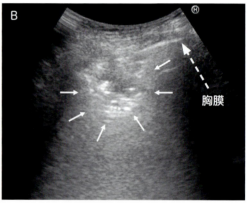

図9 consolidation
A：肺炎で含気が失われた肺（hepatization）．
B：胸膜下に，境界不明瞭で内部不均一な領域のように見える．

lung slidingが消えていれば気胸と言える？

　lung slidingが消えていれば，すぐに「この患者さんは気胸だ！」と言いたくなるかもしれませんが，そこはぐっとこらえてください．lung slidingの部分でも述べましたが，「気胸だ！」と確定診断ができるのはlung slidingがないことではなく，"lung pointが見られること"です．言い換えると，lung slidingが消える，あるいは消えているように見える病態は，気胸以外にもあるのでそれらの可能性も考えなければいけないということです．

　lung slidingが消えている時には，①肺に空気が入らない，②肺が広がらない，の2つを考えてみてください．肺に空気が入らない病態としては，自力排痰が難しい患者さんの喀痰による気道閉塞や，挿管患者であれば片肺挿管などがあります．そして，肺が広がらない病態としては，COPDにより肺が過膨張になっている場合や胸

膜癒着がある状態が挙げられます。

また，広範な肺炎でも肺の膨張は妨げられ，lung slidingが消えることがあります。lung sliding陰性だけで気胸と決めつけてしまうとこのようなピットフォールがあるので，気胸と診断するためにはlung pointを探しに行く必要があります。

外来で悩まされるのは，COPDなどでlung slidingの確認が難しいであろう患者さんで，"lung slidingが消えているように見えるけどlung pointが見つけられない"時だと思います。このような場合はエコーにこだわらず，必要に応じてエコー以外の検査ツールを利用していきましょう。

これはB-line？ 紛らわしいアーチファクト達

ここでは，B-lineと間違いやすいアーチファクトを2つ説明します。

E-line（図10）

1つめは，皮下気腫が存在する時に見られるアーチファクトです。B-lineに対してE-lineと呼ばれます。B-lineは前述のように胸膜から出現し，呼吸によってslidingするという特徴があります。しかし，E-lineは気腫の存在する皮下組織のレベルからB-lineのように垂直方向に出現し，呼吸によってslidingもしません。B-lineとの最大の鑑別点もこの点で，B-lineを見つけた時は必ず胸膜を同定し，そこから出ているか？ そしてslidingするか？ を確認するようにしましょう。

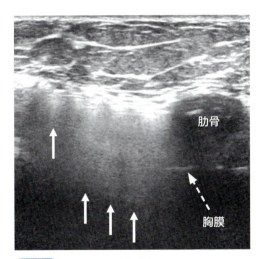

図10 E-line：皮下気腫
皮下組織の高さから垂直方向に出現する点がB-lineとは異なる。

Z-line(図11)

　2つめは，Z-lineと呼ばれるアーチファクトです。これは胸膜から出現し，呼吸によってslidingすることもありますが，B-lineと異なりA-lineをかき消すことはせず，画面下端まで到達せずに途中で減衰して消えてしまうという特徴を持っています。Z-lineは胸膜の肥厚によって生じると言われており，健常人にも認めることがあるため，臨床的意義がないとされています。発音的にもB-lineと似ているE-lineとZ-lineですが，似て非なるものであり，B-lineの特徴をしっかり理解してきちんと見分けるようにしましょう。

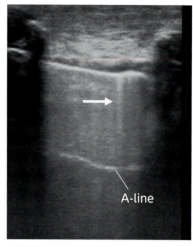

図11　Z-line
胸膜から垂直方向に出現し，A-lineは消さずに途中で減衰する点がB-lineとは異なる。

呼吸困難に対する肺エコーを用いた診断アルゴリズム(図12)

　呼吸困難を訴えて来院される患者さんを診る時は，図12のフローチャートに沿って診断を進めていきます。ポイントは，最初に気胸の評価を行い，次に肺の状態がdryなのかwetなのかに注目して鑑別疾患を絞っていくという点です。それ以降のアプローチは肺エコーだけでなく，病歴や診察所見，その他の検査データもふまえて診

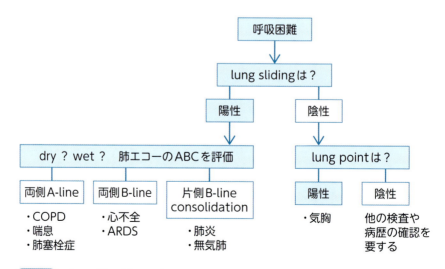

図12　呼吸困難に対する肺エコーを用いた診断のフローチャート

(文献2より作成)

断に迫っていきます．呼吸困難に対するエコーを用いた総合的なアプローチについては，症候別に詳しく扱っているので，この項を読み終えたらぜひ，呼吸困難の項に進んでください（☞p153）！

気胸はエコーで診断する時代になった？

　本症例のように，呼吸困難を訴える患者さんは救急搬送されてベッド上で診察を始めることが多いと思います．そういった状況でよく行われるポータブル胸部X線と比較して，ベッドサイド肺エコー（POCUS）の気胸診断能力はどの程度なのでしょうか？

　ポータブルX線は感度43〜57％，特異度98〜99％である一方で，肺エコーは感度86〜94％，特異度97〜99％であり，X線を上回る結果が報告されています．また，肺エコーはX線技師さんの到着を待つ必要がなく，すぐに自分で行える点でも有用性が高いと言えます．

　気胸であれば胸腔ドレナージが必要になりますし，陽圧換気を行う時にも考えておかなければいけない疾患でもあります．気胸の有無は呼吸困難を訴える患者さんをマネジメントする上でとても重要になってきます．肺エコーを使えば，患者さんの診察を始めて数分あれば気胸の有無を評価することができ，その結果に沿って次に行うべき検査や治療により早く踏み出すことができるのではないかと思います．

肺炎はエコーで診断できる！？

　Xiaらによると，大人の肺炎診断におけるエコーの感度は90％，特異度は88％と検査の手軽さを考えるとかなり優秀な結果となっています[4]．ただし，注意しなければいけないのは，肺エコーはX線やCTと違って，肺全体をスキャンしているわけではないということです．これは肺エコーの弱点とも言えますが，肺エコーは当てている部分の胸壁近くの部分しかスキャンができません．つまり，胸壁付近に存在しないconsolidation（たとえば肺門付近に存在する肺炎）や，エコーを当てていない部分にあるconsolidationは見落としうる（偽陰性）ということです．また，高齢者になればなるほど，これまで幾多の肺炎と戦ってきた証である陳旧性の炎症像や無気肺などがconsolidationとして確認されることが多くなり，それをアクティブな肺炎所見と見間違うこともあります（偽陽性）．肺エコーでconsolidationを見た時は，臨床症状や病歴なども含めて所見の解釈をする必要があります．

まとめ

- lung slidingが消えていれば異常，Mモードでbarcode sign (stratosphere sigh) も確認しよう！ lung pointもあれば気胸と確定！
- A-lineが見えれば肺がdryな証拠！ 気胸，COPD，喘息，肺塞栓症を考えよう
- B-lineが見えれば肺がwetな証拠！ その分布もふまえて肺水腫や肺炎を考えよう
- consolidationが見えれば，肺炎や無気肺を考えよう
- 肺エコーは有用であるが，それだけに頼らず，病歴や身体所見，他の検査データも検討することを忘れずに！

推奨文献

1) Lichtenstein DA, et al：Relevance of lung ultrasound in the diagnosis of acute respiratory failure：the BLUE protocol. Chest. 2008；134(1)：117-25.
2) Lichtenstein DA：BLUE-protocol and FALLS-protocol：two applications of lung ultrasound in the critically ill. Chest. 2015；147(6)：1659-70.
3) Alrajhi K, et al：Test characteristics of ultrasonography for the detection of pneumothorax：a systematic review and meta-analysis. Chest. 2012；141(3)：703-8.
4) Xia Y, et al：Effectiveness of lung ultrasonography for diagnosis of pneumonia in adults：a systematic review and meta-analysis. J Thorac Dis. 2016；8(10)：2822-31.

（野浪　豪）

6 胆嚢・胆管

| これだけできれば大丈夫 | 胆嚢・胆管エコー！ |

- 胆石の描出
- 総胆管の位置の把握，肝内胆管異常の認識

症例

▶42歳，女性。腹痛。

昼食後，徐々に腹痛が出現。1時間程度様子をみても治らないため，我慢しきれず救急外来を受診した。

血圧160/87mmHg，脈拍97/分，呼吸数23/分，体温37.2℃。

既往は特になし。

研修医　食事の後から痛くなってきたんですね？

患　者　はい…アイタタ……食あたりかなと思ったんですけど，吐き気より痛みが強くて…イタタ………

研修医　うーん，食あたりかな？　若いし，尿管結石とか，胆嚢炎もありうるな。

患　者　先生，この痛み，なんとかなりませんか？

研修医　わかりました！　今からCTの検査をして，それから痛み止めを出しましょう。

上級医　ちょっと待った。エコーはした？

研修医　いや，あんまり痛そうなんで，先にCT撮ってしまおうかと思っていました。

上級医　どんな疾患を考えているんだい？

研修医　尿管結石とか，胆嚢炎が怪しいかと…。

上級医　それなら，エコーをしてみるのがいいんじゃないか？　特に胆嚢炎は，エコーが画像検査の第一選択だからね。ちょっと見てみよう。　➡ E1

こんな時に行いたい胆嚢・胆管エコー

以下の症状，疾患を疑う時：

- 胆石症
- 胆石性胆嚢炎
- 総胆管の拡張
- 肝内胆管の拡張

まずは基本の確認から！

はじめに，患者さんに"胆嚢摘出後でないこと"を確認しましょう。さんざんエコーを当てた後で，「胆摘後でした…」では，時間の無駄になってしまいます（笑）。

肢 位（図1）

まず，患者さんに仰臥位になってもらいます。息を吸い，吸ったところで息を止めてもらいます。その間に，剣状突起下から右側腹部へ向かって，右季肋部をスーッと滑るようにプローブを動かし（subcostal sweep），胆嚢のだいたいの位置を把握します。

プローブの選択・走査

プローブはコンベックスプローブを使用します。胆嚢の位置を把握したら，プローブマーカーは患者さんの頭側へ向け，再び息を吸って止めてもらうと観察が容易になります。胆嚢が見えた位置で，丁寧な観察に移ります。

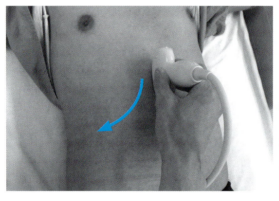

図1 右季肋部からの観察
プローブを頭尾方向に向けて当て，剣状突起下から右季肋部に沿ってプローブをslideし，胆嚢の大まかな位置を見つける。吸気保持をしてもらうと観察しやすい。

胆嚢をうまく描出するコツは？

胆嚢頸部の位置（図2）

解剖学的に，胆嚢底部の位置は人それぞれですが，"胆嚢頸部の位置は誰でもおおむね同じ"という特徴があります。それを念頭に置き，胆嚢がどのような向きで肝臓に張りついているのかをイメージしながらスキャンするとよいでしょう。

肋間からの観察（図3）

患者さんによっては，痛みが辛くて息を止められない，あるいは季肋部からの観察では腸管のガスが邪魔してどうしても適切な像が得られない場合があります。

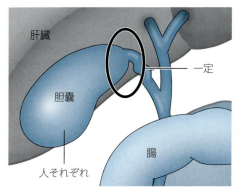

図2 胆嚢の各部位の位置
胆嚢底部は人それぞれ異なるが，頸部の位置は一定である。スキャンしながらどのような向きに胆嚢が位置しているか把握する。

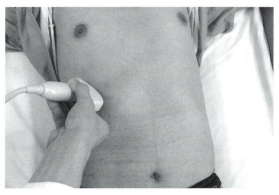

図3 肋間からの観察
季肋部からの観察では不十分な場合，肋間からの観察を組み合わせる。肋骨に平行にプローブを当て，鎖骨中線上，前腋窩線上など，位置を適宜変えながら観察する。

その場合は，右の鎖骨中線上や右側胸部の下位肋骨の肋間から，肝臓をwindowにしてその奥にある胆嚢を観察する方法が有効です。この方法では，画面上のより深い位置に胆嚢が描出され，季肋部からの観察に比べて画像は不鮮明になりやすいですが，描出不能なことはほとんどありません。ただし，圧迫ができないので，後に解説するsonographic Murphy's signを評価できないというデメリットがあります。

どのように胆嚢エコーを行うか？

胆嚢は，短軸，そして長軸での描出を行います。プローブの向きから，胆嚢がどのような向きで肝床部に位置しているのかイメージしながらスキャンするのが上達へのカギです。

短　軸（図4）

短軸では，内腔の観察とともに前壁の厚さを計測します。厚さは，内腔がほぼ正円に描出されたところで測るようにします。長軸よりも短軸のほうが，壁に対して垂直にビームを当てることが容易なので，壁の厚みの過大評価を避けることができます。

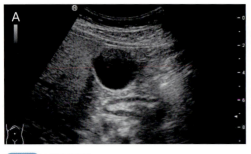
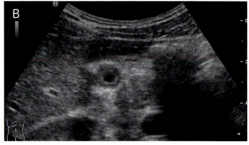

図4 胆嚢短軸

短軸では前壁の厚さを計測する。できるだけ正円に近く描出する。
A：正常な胆嚢。
B：収縮した胆嚢。収縮により壁は軽度肥厚している。

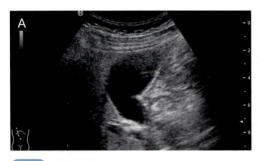
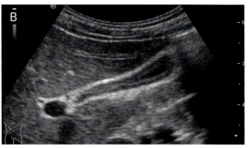

図5 胆嚢長軸

できるだけ大きく長軸像を描出する。
A：正常な胆嚢。頸部は屈曲している。
B：収縮した胆嚢。頸部側には門脈が描出されている。

長 軸（図5）

　長軸では，胆嚢底部から頸部に向かってできるだけ胆嚢を大きく描出し，内腔の観察を行います。腸管ガスに阻まれて描出が難しいこともありますが，頸部に嵌頓している胆石を描出することが重要なので，良いビューが得られるよう丁寧にプローブ操作を行います。季肋部からの観察では，頸部の描出が腸管ガスに阻まれやすいので，先に述べた肋間からの描出も適宜併用しましょう。

どのように胆管エコーを行うか？

　胆管は，描出に技術を要します。ここでは，最もシンプルな方法を2-stepで紹介します。

step1：右門脈（図6）の同定

　まず，胆嚢を長軸で描出します。前述のように，底部は人それぞれ位置が異なりま

すが，頸部の位置はおおむね一定です。そして，底部から頸部に向かって引いた線の延長上には必ず門脈（多くは右門脈）が位置しています。ちょうど，エクスクラメーションマーク（！マーク）の棒に相当する部分が胆嚢，点に相当する部分が門脈です。胆嚢と門脈の間には，main lobar fissure（MLF）と呼ばれる高輝度の索条構造物が描出されますので，これを頼りに門脈を同定することができます。

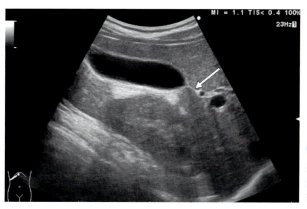

図6 胆嚢と門脈
胆嚢頸部側と門脈との間に高輝度の索状構造物（MLF）が確認できる。

step2：総胆管・肝動脈の同定（図7，図8）

門脈が同定できたら，総胆管は，その浅側（画面では上方）を門脈に隣接して走行しています。"肝三つ組"という言葉に表される通り，門脈，総胆管，肝動脈の3本は隣り合って走行しています。並走していますので，その断面では，ちょうどミッキーマウスの顔と耳のような関係でお互いが位置しています。顔が門脈，耳の片方が総胆管，もう片方が肝動脈です。さて，ミッキーマウスの両耳のうちの一方が総胆管ですが，どちらが胆管でどちらが動脈か，パッと見ただけではわかりません。そこでカラードプラを使うと，血流のあるほうが肝動脈，ないほうが総胆管，とわかります。こうして，総胆管を同定することができます。

肝内胆管（図9）

エコーでは，肝内胆管の観察も行うことができます。ただし，肝内胆管は健常人では非常に細く，静脈系や門脈系ほどはっきりとは見えません。ですから，肝臓を肋間や季肋部から描出した時に，木の枝状の低エコー構造物が観察され，カラードプラで血流がなければ，それは肝内胆管の拡張です。拡張が見られるのであれば，それは胆道の閉塞を疑う所見です。胆道閉塞については，このように"パッと見"の評価で問題ありません。もちろん，肝内胆管の拡張を伴わない胆管炎もありますので，拡張が見られないからといって，それだけで胆管炎を否定することはできません。

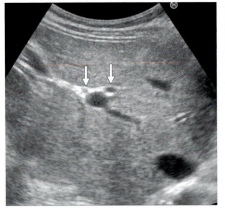

　　　Bモード　　　　　　　　　カラードプラ

図7 肝三つ組の比較（正常）
Bモード：門脈の表層側を走る2つの小さな管腔構造のうち，どちらが胆管か判断することは難しい。
カラードプラ：フローの検知されないほうが総胆管であることがわかる。

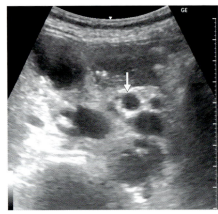 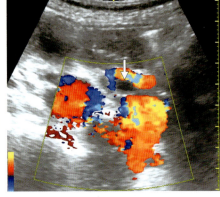

　　　Bモード　　　　　　　　　カラードプラ

図8 肝三つ組の比較（異常）
Bモード：ミッキーマウスの耳のうち，明らかに一方だけが拡張している。
カラードプラ：拡張している管腔構造が総胆管だとわかる。

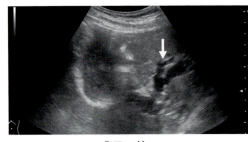 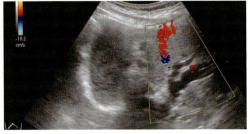

　　　Bモード　　　　　　　　　カラードプラ

図9 肝内胆管拡張
Bモード：一見，肝内の門脈あるいは静脈のようにも見える樹枝状構造物が観察される。
カラードプラ：フローがないことから，この樹枝状構造物が肝内胆管であるとわかる。

どのように胆石の有無を確認するか？

プライマリケアにおける胆嚢のエコーで最も大事な所見は，ずばり"胆石の有無"これに尽きます。見るものは胆石だけ！　と言っても過言ではありません。

救急外来のようなセッティングで遭遇する胆嚢炎のほとんどは"胆石性胆嚢炎"です。胆石がないのに胆嚢炎があるという場合，それは，①胆石が描出できていない，②無石性胆嚢炎，のいずれかです。②は主として重症患者に併発する病態であり，救急外来などで鑑別すべき疾患とは言えません。したがって，胆嚢エコーを行う際には，胆石の描出に注力することが大切です。

胆石・胆泥

胆石は，表面が高エコー，その後方が低エコーの音響陰影 (acoustic shadow) を伴う特徴的な構造物として胆嚢内腔に描出されます (図10)。結石は1個のこともあれば，複数個観察されることもあります。胆石は，必ずしも頸部に描出される必要はなく，内腔のどこに観察されても，胆石疝痛や胆石性胆嚢炎の有無を判断する際の所見としては陽性です。ただし，頸部は観察が不良となりやすいですので，肋間からの観察も駆使して，詳細に描出する努力が必要です。

胆嚢内に結石が充満している場合，acoustic shadowによって胆嚢内腔が隠れてしまい，胆嚢が描出されにくいことがあります (図11)。

> **Point**　「胆嚢摘出後でもないのに胆嚢が見つからない！」という時にはこれを考えよう。WES (wall echo shadow) signと言うよ。知ってると自慢できるかも！？

また，内腔に貯留した胆泥が描出されることもあります (図12)。これも胆石と同等の臨床的意義を持ちますが，音響陰影は伴いません。

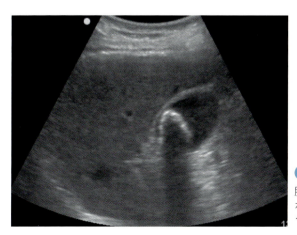

図10　胆石
胆嚢内に表層が高輝度の音響陰影を伴う構造物が確認できる。胆石1個の所見である。

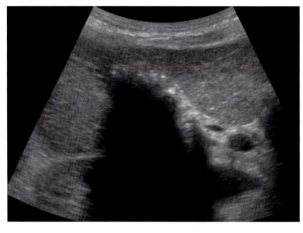

図11 胆嚢内に充満した胆石
音響陰影により胆嚢内腔が見えなくなっている。

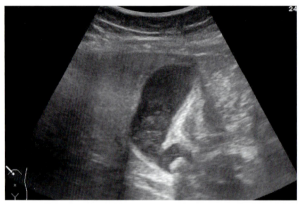

図12 胆石・胆泥
胆泥を伴う胆石症。胆泥は音響陰影を伴わない。

胆嚢ポリープ（図13）

　胆嚢ポリープは音響陰影を伴わず，体位でも位置が移動しないので胆石との区別が可能です。

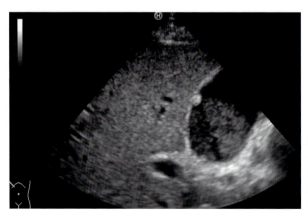

図13 胆嚢ポリープ
ポリープは胆嚢壁に付着し，音響陰影を伴わない。また，体位で位置が変化することもない。

胆嚢の炎症を疑う5つのポイント

胆嚢の炎症を示唆する所見には，①胆嚢前壁の肥厚（4mm以上），②胆嚢周囲の液体貯留像，③胆嚢壁の浮腫，④胆嚢の緊満（一般的には40×80mm以上），⑤sonographic Murphy's signの5つがあります。

胆嚢前壁の肥厚（図14）

胆嚢炎の7割程度にみられる所見ですが，胆嚢炎以外の疾患でも陽性となることがしばしばあります。低アルブミン血症，心不全，膵炎やその他腹腔内炎症性疾患が挙げられます。このため，単独では胆嚢炎と結論づけることができず，あくまで参考所見です。

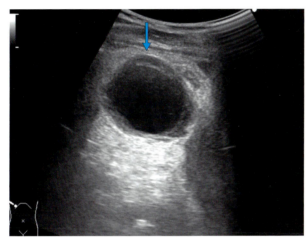

図14 胆嚢壁肥厚
前壁で胆嚢壁の肥厚が見られる。できるだけ正円に描出して評価を行う。

胆嚢周囲の液体貯留像（図15）

胆嚢周囲に限局した液体貯留があれば，炎症の主座が胆嚢であることが示唆されます。胆嚢炎の所見としては最も特異度が高いとされていますが，やはり周囲の臓器の炎症に随伴することがあるため，胆嚢炎と同義というわけではありません。

胆嚢壁の浮腫（図16）

壁の内部に，蜂窩織炎で見られるような低エコー領域が斑状～層状に観察できます。胆嚢壁の肥厚と類似の所見ですが，やや診断的価値が大きいとされています。

胆嚢の緊満（図17）

頸部の結石嵌頓により，胆嚢内腔はしだいに拡大します。したがって，胆嚢炎では胆嚢のサイズは大きいことが多いです。40×80mmと書きましたが，研究によりカッ

トオフ値が異なることや測定誤差を考えれば厳密に数字にこだわる必要はなく，一応の目安として知っておくとよいでしょう。

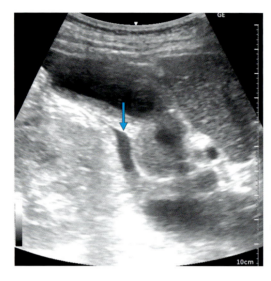

図15 胆嚢周囲液体貯留
胆嚢の炎症所見としては最も診断的価値が高いとされる所見。

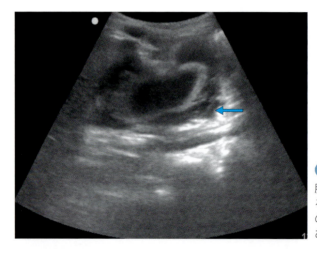

図16 胆嚢壁浮腫
胆嚢壁が敷石状に変化している。蜂窩織炎で見られる皮下のエコー所見と類似の所見である。

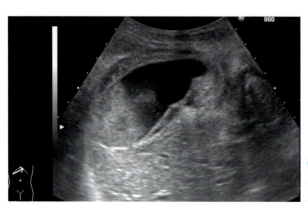

図17 胆嚢の緊満
長軸では過小評価，短軸では過大評価につながりやすい。

sonographic Murphy's sign

Murphy's sign（マーフィー徴候）といえば，"右季肋部の圧迫時の痛みによる吸気制限" と習ったと思いますが，そもそもこれは胆嚢の位置が皆同一である，という仮定に基づいた診察所見です。前述のように，底部の位置は人それぞれですから，圧迫したところと実際の胆嚢の位置がずれていれば有効な所見を引き出せないのは当然です。一方，エコーでは胆嚢を"見ながら押す"ことができますので，より正確な所見を取ることができると考えられます。右季肋部からの観察で，胆嚢を描出した状態で圧迫を加え，痛みが誘発されれば"sonographic Murphy's sign陽性"となります。これで痛みが誘発されない場合は，痛みの原因として胆嚢炎という診断には疑義が生じます。逆に，痛みが誘発される時でも，それが胆嚢の圧迫によるものでない可能性も考えなくてはいけません。腹膜炎，腸閉塞，肋骨骨折などでも同部位に疼痛が誘発されることがありますので，胸腹部全体の診察も入念に行いましょう。

胆石性胆嚢炎かな？　と思った時に考える疾患とピットフォール

胆嚢については，胆石性胆嚢炎の鑑別に焦点が当たります。炎症を示唆する前述の所見群のすべてに当てはまることですが，どれも胆嚢炎と一対一対応のものではありません。前述のように，たとえばsonographic Murphy's signが陽性であれば，胆嚢炎の存在が示唆されます。しかし，他の腹部疾患による所見かもしれませんので，胆嚢炎に十分特異的とは言えません。逆に，sonographic Murphy's signが陰性であれば，胆嚢炎以外の疾患の可能性を考えなくてはいけません。**胆嚢のエコーが教えてくれるのは，胆石が見えた時に「胆石症がある」と言えること，胆嚢の壁や内腔の観察をしても，また胆嚢を圧迫しても胆嚢炎らしい所見がない時に，「これは胆嚢炎ではなさそうだ」と言えること，の2点です。**

胆石疝痛

胆石疝痛の有無については，判断が難しいことも多いのが現実です。胆嚢炎に至っていない疝痛の場合，エコーでは胆石の存在以外の所見は得られません。他の疾患の可能性を十分考察した上で，胆石疝痛発作として扱うかどうか判断する必要があります。

総胆管径

胆管については，総胆管の径が年齢とともに太くなると考えられています。「拡張があるな」と思っても，高齢者になるほどその所見の意義が乏しくなります。記憶のために単純化して，

> 総胆管径の正常上限＝年齢÷10（mm）

のように表記されることがあります。70歳で7mm，80歳で8mm，といった具合です。しかしこの基準には厳密性はなく，どんなに高齢でも正常径の上限は8mm程度，と考える向きもあります。また胆嚢摘出後の患者さんでは，胆汁流出路の変行により，さらに総胆管が拡張すると考えられています。総胆管が太そうに見えても，胆道閉塞と早とちりしない冷静さが必要だということですね。

胆嚢炎の診断アルゴリズム

胆嚢炎の検索フローチャートを示します（図18）。胆嚢炎を疑う症状・徴候（右上腹部痛・右季肋部痛や同部位の圧痛など）がみられた場合，まずエコーで胆嚢内に結石が見られないか観察します。結石が見られない場合，即座に胆石症を否定するのではなく，実際には存在する胆石を描出できていない可能性も考えなくてはなりません。特に，胆嚢をきれいに描出できない時は注意しましょう。胆石が観察されたら，前述の胆嚢の炎症所見に着目し，これが複数見られるならば胆嚢炎の可能性が高まりますし，まったく見られないのであれば，他疾患，あるいは胆嚢炎を伴わない胆石疝痛発作の可能性があります。

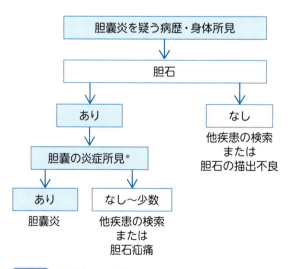

図18 胆嚢炎の診断フローチャート
＊：胆嚢周囲の液体貯留，胆嚢壁の浮腫・肥厚，胆嚢の拡張，sonographic Murphy's sign（☞図14〜17）

胆嚢炎，結局どう診断すればいいの？

　胆嚢炎については，その画像検査の第一選択にエコーが推奨されてはいるものの，エコーだけで超簡単に診断・除外ができる，というほどの検査特性はありません。今日に至るまで，胆嚢炎を診断するためにはどんな所見が有用なのか，多くの観察研究が行われていますが，1つの所見が絶対的に有用，という結論は出ていません。

　前述のいくつかの炎症所見のうち，数が多ければ多いほど胆嚢炎の可能性は高くなりますし，逆もまた然り，です。胆嚢の炎症所見で比較的有用なのは，①胆嚢周囲の液体貯留，②胆嚢の腫大，③胆嚢壁の浮腫，の3つです。3つとも揃うと，きわめて胆嚢炎の可能性は高いと言えます (表1, 表2)。

　意外に思われるかもしれませんが，sonographic Murphy's signが陽性であることの臨床的有用性はそこまで高くないと考えられています。大事なのは，他の疾患の可能性も考えつつ，エコーで得られた情報を上手に臨床推論に組み込むことです。

表1　胆嚢の炎症所見の診断的価値

	PPV	NPV
胆嚢周囲の液体貯留	83.3%	50.6%
胆嚢の腫大	65.1%	64.9%
胆嚢壁の浮腫	75.7%	53%

PPV：positive predictive value，陽性的中率
NPV：negative predictive value，陰性的中率

（文献3より作成）

表2　胆嚢の炎症所見＊の陽性個数の診断的価値

陽性所見の個数	的中率
0	NPV = 72.4%
1	PPV = 57.6%
2	PPV = 78.3%
3	PPV = 100%

＊：胆嚢周囲の液体貯留，胆嚢の腫大，胆嚢壁の浮腫
（文献3より作成）

胆管エコーに時間をかける意義はあるの？

　胆管炎を疑って，総胆管を描出しようといつまでも頑張っている若い先生をときどき見かけます。実は，胆管炎を疑った時にエコー検査にそこまで時間をかけることは効率的ではありません。というのも，"総胆管が拡張している"というのが唯一の所

見であるような胆管炎は非常に少ないと言われており，血液検査では胆道系酵素上昇など，何かしら異常所見が伴っていることがほとんどです。胆管のエコーだけにいたずらに時間をかけるよりも，他の疾患を評価するのに適した診察や検査も同時並行で進めるのが賢明でしょう。どちらかというと，右上腹部にパッと当てて，「あ，総胆管がすごく拡張しているな」「肝内胆管が目立つぞ」あるいは「胆管は目立たないな」といった所見を素早く察知し，次のアクションに移る，という利用の仕方が賢いと言えます。

まとめ

- ●胆囊炎の評価は"胆石症の評価"がとっても大事！
- ●外来では"石のない胆囊炎"はないと思ってよい
- ●胆囊のエコー診断は複数の炎症所見の合わせ技
- ●総胆管の拡張の評価は，深追いせずパッと見で行う

推奨文献

1) Gaspari RJ, et al：Learning curve of bedside ultrasound of the gallbladder. J Emerg Med. 2009；37(1)：51-6.
2) Villar J, et al：The Absence of Gallstones on Point-of-Care Ultrasound Rules Out Acute Cholecystitis. J Emerg Med. 2015；49(4)：475-80.
3) Borzellino G, et al：Sonographic diagnosis of acute cholecystitis in patients with symptomatic gallstones. J Clin Ultrasound. 2016；44(3)：152-8.
4) Becker BA, et al：Emergency biliary sonography：utility of common bile duct measurement in the diagnosis of cholecystitis and choledocholithiasis. J Emerg Med. 2014；46(1)：54-60.
5) Benjaminov F, et al：Effects of age and cholecystectomy on common bile duct diameter as measured by endoscopic ultrasonography. Surg Endosc. 2013；27(1)：303-7.

（松本　敬）

7 虫垂

これだけできれば大丈夫 虫垂エコー！

- 虫垂の描出
- 虫垂炎の判断

症例 ▶ **10歳，女性。腹痛，嘔吐，下痢。**

昨日の夕方より腹痛，嘔吐あり。その後，軟便も出現した。痛みの改善がないため受診。

血圧110/70mmHg，脈拍80/分，体温37.2℃。痩せ型。

既往は特記事項なし。

研修医　○○ちゃん，どこが痛いかな？

患　者　このへん…（心窩部のあたりを手でさすっている）

研修医　ちょっとお腹さわるねー（心窩部を押さえる）

患　者　い，痛いです。

研修医　じゃあここはどうかな？（右下腹部を押さえる）

患　者　そ，そこも痛い。

研修医　え，右下腹部も痛いの？　嘔吐も下痢もあって腸炎でいいと思ってたんだけ
　　　　どな…。これだと虫垂炎も否定できないぞ。

上級医　先生，難しそうな顔をしてどうしたんだい？

研修医　10歳の女の子なんですけど，病歴は腸炎らしいんですが虫垂炎も否定でき
　　　　ないんです。けれどCT撮影まで踏み切る自信もなくて…

上級医　エコーは当てたかい？　小児の虫垂炎の第一選択はエコーだよ！　一緒に
　　　　やってみようか。　　　　　　　　　　　　　　　　　　　　　　→ **E1**

こんな時に行いたい虫垂エコー

以下の疾患を疑う時：

- 急性虫垂炎

以下の症状がある時：

- 右下腹部痛
- 腹痛・嘔吐のみ

どのように虫垂エコーを行うか？

　虫垂は1cmもない臓器です。やみくもに探してもなかなか見つけることはできません。虫垂を見つけるためには，まず上行結腸から回盲部を描出できるようになりましょう。

　まずは図1のようにコンベックスプローブを右下腹部に当ててみましょう。すると，腸骨動静脈，腸骨，腸腰筋が確認できるはずです。右側に腸骨動静脈があり，ドプラにすれば血管であるとわかります。そこから外側に腸腰筋があり，さらに底部に腸骨を確認することができます。

　そして腸骨の上，腸腰筋の外側にairによるアーチファクトが引いた構造物を確認できると思います。それが上行結腸です！　プローブを頭側にslideすれば，上行していく結腸を追うことができます。さらにプローブを尾側にslideしていけば，右から小腸が入ってくるのが確認できます。そこが回盲部となります。また，さらに尾側にslideしていくと，途中で確認できていたairが途切れるのが確認できます。そうです，そこが回腸末端です。

　回腸末端を同定できたら，その周囲から出てくる虫垂を探しましょう。進行した虫垂炎であればコンベックスプローブでも腫大した虫垂を確認できると思います。そうでなければリニアプローブに変更し，先ほど同定した回盲部に当てます。そのまま尾側にslideしながら虫垂を検索していきます。

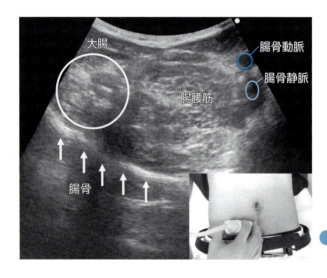

図1　腸腰筋・腸骨・腸骨動静脈

どのように虫垂炎と判断するか？

　ここでは，虫垂エコーで見える虫垂炎としての所見を説明していきます。

　虫垂炎のエコー所見は直接所見と間接所見があります。直接所見は虫垂そのものに炎症 (inflammation) が起こっていることでわかる，より虫垂炎らしい所見です。間接所見は虫垂炎だけでなく，右下腹部に何らかの炎症があれば確認できる所見となっています。

　"径が6mm以上で圧迫してもつぶれない" という所見はそれぞれ感度・特異度が高く，認めれば虫垂炎と診断してもよいでしょう。

　虫垂がエコーで確認できないことはめずらしくありません。文献によって様々ですが，虫垂が同定できるのは24.4〜69.3%と言われています。このような場合に重要となってくるのは間接所見です。間接所見で虫垂炎が疑わしければCTなど画像検査も考慮します。以下，それぞれ具体的な所見を挙げます。

直接所見 (図2)

- **盲端で終わる**
- **圧迫でつぶれない管腔構造：虫垂が穿孔している場合はつぶれる**
- **虫垂直径が6mm以上**

Ｐoint　特にこの3つの所見を探しにいこう！

- 蠕動がない
- 虫垂壁が3mm以上に肥厚
- target sign：虫垂の中心が液体貯留により低エコーとなり，その周囲が肥厚した粘膜で高エコーとなっている所見
- 虫垂結石：背側にシャドーを確認できる
- 虫垂壁の血流増加 (図3)：ドプラで確認できる

間接所見

- 虫垂周囲の液体貯留と膿瘍
- 虫垂周囲脂肪組織のエコー輝度上昇
- 腸間膜リンパ節の腫大
- 腹膜の肥厚とエコー輝度上昇
- 二次性腸閉塞による腸管拡張
- 炎症による二次性変化として盲腸や隣接した小腸の肥厚

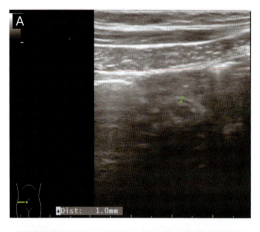
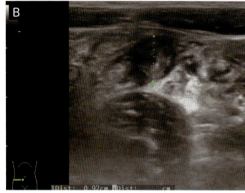
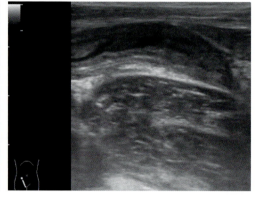

図2 正常虫垂と異常虫垂との比較
A：正常虫垂。
B：異常虫垂。左図では，虫垂直径6mm以上，虫垂壁が3mm以上に肥厚しており，target signがわかる。右図は，垂直断面。

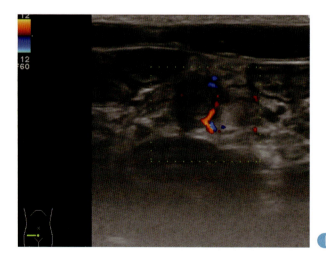

図3 血流の増加

虫垂炎かな？　と思った時に考える疾患とピットフォール

右下腹部痛を主訴に受診した患者で考えるべき疾患は虫垂炎だけではありません。憩室炎，回盲部炎，結腸炎，精巣捻転などが挙がります。

思春期の男性であれば，必ず陰嚢の診察を行いましょう（☞p98）。また結腸炎や回盲部炎などの鑑別のために，食事歴なども聴取し忘れないようにしましょう。

もし異常虫垂が見つからなかったら？

「虫垂炎を疑いエコーを当てたけれど，異常虫垂を確認できなかった」ということはよくあることです。しかし，異常虫垂を確認できなかったからといって虫垂炎を否定しきることはできません。虫垂炎が進行し，穿孔まできたした場合は異常虫垂を確認できない場合があります。また，虫垂の走行によっても確認できないことがあります。20.1〜65％は盲腸背側を走行しているため同定が困難になります。骨盤内に虫垂が入り込んだ場合も同定は難しくなります。そのような場合は，前述の間接所見を探したり，病歴や身体所見を改めて取り直しましょう。間接所見を認めたり，虫垂炎らしい所見（表1）があれば，CTなど追加の画像検査を考慮する必要があります。

表1 虫垂炎に対する病歴・身体所見の感度・特異度

症状／所見	感度(%)	特異度(%)	LR（＋）（　）内は95％CI	LR（－）（　）内は95％CI
右下腹部痛	84	90	7.3〜8.5	0〜0.28
板状硬	20	89	3.8（3.0〜4.8）	0.82（0.79〜0.85）
痛みの移動	64	82	3.2（2.4〜4.2）	0.50（0.42〜0.59）
嘔吐よりも腹痛が先行	100	64	2.8（1.9〜3.9）	適用なし
Psoas徴候	16	95	2.4（1.2〜4.7）	0.90（0.83〜0.98）
発熱	67	79	1.9（1.6〜2.3）	0.58（0.51〜0.67）
反跳痛	63	69	1.1〜6.3	0〜0.86
筋性防御	73	52	1.7〜1.8	0〜0.54
以前に同様の痛みがない	86	40	1.50（1.46〜1.7）	0.32（0.25〜0.42）
直腸圧痛	41	77	0.83〜5.3	0.36〜1.1
食欲不振	68	36	1.3（1.2〜1.4）	0.64（0.54〜0.75）
嘔気	58	37	0.69〜1.2	0.70〜0.84
嘔吐	51	45	0.92（0.82〜1.0）	1.1（0.95〜1.3）

（文献1より引用）

急性虫垂炎の診断アルゴリズム

急性虫垂炎を疑ったら,以下のフローチャートに沿って診断していきます(図4)。

虫垂炎はエコーだけで診断していいの？

虫垂炎は尿路結石症などとは違い,成人だけでなく小児や妊婦にも発症しうる疾患です。では,虫垂炎疑いの小児や妊婦に対して全例CT撮影をする必要があるでしょうか？ 成人男性ならまだしも,小児・妊婦の被曝は原則として避けたいところです。

成人に対するエコーの診断精度(表2)

虫垂炎疑いの患者に対する,腹部エコーとエコー後のCTとMRIを比較した文献があります[5]。それによれば,腹部エコーのみは特異度は高いですが,感度は虫垂炎を

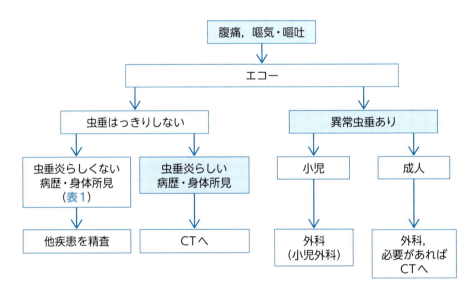

図4 急性虫垂炎の診断フローチャート

表2 成人に対するエコーの診断精度

	感度(%)	特異度(%)	LR(+)	LR(−)
腹部エコーのみ	77	94	12	0.25
腹部エコー＋造影CT	97	91	11	0.03
腹部エコー＋MRI	98	88	8	0.02
MRIのみ	97	93	15	0.04

(文献5より引用)

否定するには乏しい値です。しかし，追加でCTやMRIを撮影すればほぼ除外可能な値になっています。

小児に対するエコーの検査精度

小児に対して，小児救急医がエコーを使って虫垂炎を診断できるかを調べた文献があります[3]。それによれば，感度85％，特異度93％です。異常虫垂を認めれば虫垂炎と診断はできそうですね。小児虫垂炎の検索に腹部エコーは十分第一選択となりうる値です。しかし，感度が若干低いため認めなかったからといって否定はできません。では何をもとに追加の画像検査を行うと判断すべきでしょうか？

ある文献では，異常虫垂を認めなくても，右下腹部痛・腹膜刺激徴候・WBC＞10,000μLの3項目のうち少なくとも2項目以上を認めなければCTは必要ない（感度94％，陰性的中率96％）との報告もあります。

追加検査でのCTは単純？ 造影？

エコーで虫垂炎が否定しきれない時，追加検査でCTを撮影することが多いと思います。その際，CTは単純，造影どちらで撮影しますか？ 造影のほうが虫垂を同定しやすいことは間違いないでしょう。しかし，造影剤アレルギーや腎機能が悪い患者さんに対しては使用したくありません。

実は単純CTでも感度92.7％，特異度96.1％との報告があり，虫垂炎を疑う場合は造影である必要はないのです。もちろん，他の疾患や膿瘍などを考える時は造影も考慮しましょう。

まとめ

- 虫垂炎はエコーで診断可能！
- 虫垂炎の除外はエコー所見と身体・検査所見で！
- 確実に診断・除外をしたい時はCTまたはMRIを！

推奨文献

1) Simel DL, et al:The Rational Clinical Examination:Evidence-Based Clinical Diagnosis. McGraw-Hill Education, 2008.
2) Quigley AJ, et al:Ultrasound assessment of acute appendicitis in paediatric patients: methodology and pictorial overview of findings seen. Insights Imaging. 2013;4(6):741-51.
3) Sivitz AB, et al:Evaluation of acute appendicitis by pediatric emergency physician sonography. Ann Emerg Med. 2014;64(4):358-364.e4.

4) Hlibczuk V, et al:Diagnostic accuracy of noncontrast computed tomography for appendicitis in adults:a systematic review. Ann Emerg Med. 2010;55(1):51-59.e1.
5) Leeuwenburgh MM, et al:OPTIMAP Study Group:Comparison of imaging strategies with conditional contrast-enhanced CT and unenhanced MR imaging in patients suspected of having appendicitis:a multicenter diagnostic performance study. Radiology. 2013;268(1):135-43.

（三好祐輔）

8 腸管

> **これだけできれば 大丈夫 腸管エコー！**
>
> - 腸閉塞：拡張と運動低下
> - 腸重積：target sign／pseudo-kidney sign

症例

▶ 74歳，女性。腹部全体の痛みと嘔吐。

本日11時頃からの腹痛と嘔気・嘔吐を認め，治まらないため20時頃に救急外来受診。
血圧121／68mmHg，脈拍98／分，呼吸数24／分，体温37.4℃。
既往に虫垂炎術後（25歳時），胆嚢炎術後（43歳時）がある。

研修医　○○さん，どこが痛いのか教えてください。

患　者　お腹全体が痛いです。痛みが少し治まる時もあるんですが，しばらくするとまた強くなって…。

研修医　吐き気も強いですか？

患　者　痛みが強くなると吐き気も一緒に強くなって，吐いてしまう状態です。

研修医　お腹の手術歴もあるし，腸閉塞の可能性は考えられますね〜。まずお腹のレントゲンを撮って確認してみましょう。今，混雑しているので呼ばれるまで待っていてくださいね。

—

研修医　先生〜，腹部手術歴がある70代女性で，腹痛と嘔気があり腸閉塞を疑っている患者さんがいます。今レントゲン撮影して確認しようと思ってオーダーしています。

上級医　腸閉塞まで疑えているのは素晴らしい。でも，レントゲンでニボー像などはっきりしない腸閉塞はたくさんあるんだよ[1]。検査を待っている間にエコーを当ててみよう！

研修医　エコーするんですか？

上級医　時間を有効に活用して，患者の診断がつくまでの時間を短縮していこう！

こんな時に行いたい腸管エコー

以下の疾患を疑う時：
- 腸閉塞
- 腸重積

以下の症状がある時：
- 手術歴がある人の腹部膨満・圧痛
- 繰り返す嘔気・嘔吐
- 小児の腹痛・嘔吐

どのように腸管エコーを行うか？

腸閉塞（図1）

　腸閉塞を疑って確認すべき項目は主に2つ！　①腸管の拡張が25mm以上あるか，②腸管運動の低下があるか，です。これだけなら時間もかからずにすぐにできます[2]。

　腹部，特に腸管をエコーにより確認する際に，一番の敵となるのが腸管ガスです。超音波が一番苦手とするガス（空気）がいることで，腹腔内の観察を困難とします。腹腔内をしっかり観察するために，この腸管ガスをプローブで押しつぶすことが，腸管エコーが上手くなる（好きになる！）ポイントです。

　腸閉塞では腸管ガスが貯留していることも多いですので，患者さんの痛みなど訴えを気にしながら，できる限りガスを押しのけて観察するようにしましょう。

　まずは，腹部全体をスキャンし，腸管が拡張している部位を探します。腸管拡張を認めたらその場所でプローブを動かさずに腸管を観察してみてください。腸管運動が低下していないかどうかを内容物の動きを使って観察を行います。いわゆる"to and fro"と呼ばれる内容物が同じところを行ったり来たりしている像です。

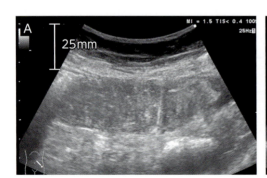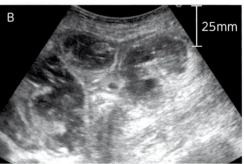

図1　腸閉塞症
A：腸管の拡張を25mm以上認める。
B：腸管の拡張に加えて，内容物の動きを観察すると"to and fro"を認める。

「腹部全体をスキャンするのが面倒だ…」という方は，心窩部，両側結腸溝，恥骨上の4点をスキャンするだけでも十分評価できるという報告もあります[2]。これなら短時間で評価できるので，忙しい時はこの方法も考慮してみてください。

腸重積（図2〜図4）

腸重積を疑って確認すべき項目も，またまた2つです。①target sign（図2），②pseudo-kidney sign（図3）を探しにいきます。"target sign"とは，重積部を横断像として見ると，腸管壁と脂肪の層の重なりにより"target＝射的の的"のように見えるものです。"pseudo-kidney sign"は重積部を長軸像としてみるとあたかも腎臓のように見えるものです。コツは大腸全体をスキャンすることです。それも長軸と短軸の2方向で確認していきましょう（図4）。

プローブはコンベックスプローブでもリニアプローブでもどちらでも構いません。みなさんの自施設の機器によっては，リニアプローブがない，プローブを付け替えるのが大変などといったこともありうると思います。

決まりごとはありませんが，リニアプローブを使うとしても可能ならコンベックス

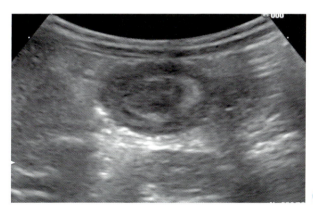

図2 target sign

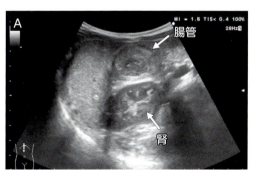
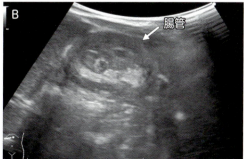

図3 pseudo-kidney sign
A：奥に腎が描出できているため，区別しやすい。
B：雑に見ていると，本当に腎と間違えるので注意したい。

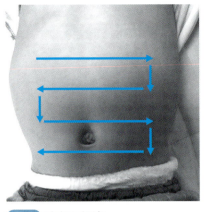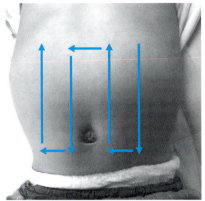

図4 腹部の観察
腹部全体の観察は，長軸と短軸で評価する．

プローブで観察してから気になる部分をリニアプローブで観察したほうがよいと思います．探すべきpseudo-kidney signを見る時はできる限り腎臓が別にあることを確認したほうがよく，深い部分の観察が苦手なリニアプローブだと，場合によっては腎の描出が難しいことがあるからです．

腸管拡張見つけた！　と思った時に考える疾患とピットフォール

腸閉塞

「腸管が拡張しているから腸閉塞を疑っています」と，研修医の先生がコンサルトしているのをよく耳にします．腸閉塞を疑った時の画像解釈について簡単に説明しましょう．腸管拡張に関しては高感度の所見となりますが，それ以外の疾患でも起こりうるため，腸管拡張だけで腸閉塞と診断しないことが重要です．腸管運動の低下に関しては腸管拡張とは逆に高特異度の所見となります．ただし，腸閉塞の発症早期では腸管運動が亢進することがあるため注意が必要となります．

胃残渣貯留

時に紛らわしい画像となるのが，胃の中の残渣貯留です．特に，上腸間膜動脈（superior mesenteric artery：SMA）症候群で，胃内に多量の残渣が貯留していると，心窩部や臍周囲に当てた際，腸管内に内容物が著明に詰まった像が得られます．当然，腸管（胃）運動は低下しています．

"腸管の拡張"という大きな枠組みでは間違っていませんが，知らないと小腸閉塞と思いこんでしまうことがあるので，頭の片隅ぐらいには置いておきましょう．

絞扼しているのか？　絞扼部位は？　と思った時のピットフォール

みなさんが腸閉塞を疑った時に気になることとしては，癒着しているのかどうか，虚血を疑う所見があるのかどうか，絞扼があるとしたらどこで絞扼しているのか，といったことだと思います．残念ながら，エコーでは腸閉塞の早期診断は可能ですが，絞扼の有無や手術の必要性の評価に関しては弱いです．虚血の有無なども含めての評価は，やはり造影CTが必要になりますし，手術の必要性に関してはCT所見と痛みなどの臨床経過を併せて判断する必要があります．

もちろん，狭窄部位や虚血の所見がエコーで見つからないわけではありません．腹部全体をくまなくスキャンすると，腸管の狭窄部位が見つかることはあります．CT所見でも，注意すべき腹水の有無に関してはエコーでも確認できます．腸閉塞と診断できても，次の一手としてエコーのみでは評価できないことを考えると，慌ただしい外来（救急対応）の中で狭窄部位を探すために時間を費やすことは，治療方針の決定を遅らせる可能性があります．エコーで腹水貯留の有無を評価し，貯留を認めるようであれば詳細な評価のためのCT検査に向けて診療スピードをアップするのがよいと思います．

腸重積，腸閉塞の診断アルゴリズム

腸重積（図5）

腸重積の古典的3徴と呼ばれる，腹痛（不機嫌）・嘔吐・血便がすべてそろうのは25％以下しかなく，「なんとなくおかしい」と思ってエコー検査を行うことが重要です．

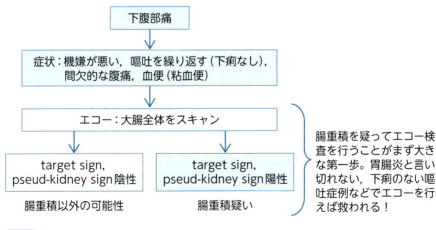

図5　腸重積の診断フローチャート

腸閉塞（図6）

　繰り返しになりますが，治療方針の最終決定を行うためにはCT検査が必要になってきます。腹部所見や痛みの経過（鎮痛薬の効果）を含めて，手術を要するのかどうかを決定する必要があります。ただし，エコーを当てることで早期に診断が可能となり，その次に行うべきことが明確になります。

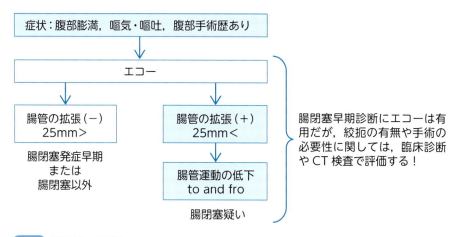

図6 腸閉塞の診断フローチャート

病歴・身体所見 vs X線 vs エコーどっちがいいの？

　腸閉塞の早期診断というと，腹部X線を思い浮かべる方もいると思います。腹部X線の腸閉塞診断は，感度46％，特異度67％という結果があり，腹部X線ではっきり診断がつけられないものが36％ほどあると言われています。一方，エコーは感度91％，特異度98％と，X線に比べて非常に有意義な検査となっています[2]。おそらくみなさんの施設でも腸閉塞を疑って腹部X線を撮る機会というのはかなり少ないかと思いますが，こういった背景もあるからなんですね！

　「最初からCT撮ってしまえばいいじゃん！」と思う方もいるでしょう。診断・治療方針に直結するのでもちろん間違っていませんが，CTを撮る前に，ある程度疑う疾患が絞れていたほうが，撮影したCTを読影するのも楽だと思います。腹痛で受診した患者さん全員に対してCTを行うことは現実的ではないですし，急いでCT検査に駆け込む必要があるのかどうかも含めて，ちょっと腹部エコーを行うとその判断の補助になると思います。結果的に診断・治療までの無駄な時間が減らせ，患者さんも自分達もみんなHAPPY♪

腸重積の診断は誰でもできる？

　みなさん，腸重積のエコー診断って難しいと思いすぎていませんか？　確かにエコーを当てても白黒つけにくい時があるのは事実ですが，みなさんの自信につながる報告があります。エコー熟練者が行うと感度98%，特異度88%とみなさんが予想できる結果です。でも，そんなに頻繁に腸重積に出会うことはないと思います。ある報告では，エコーに対してほぼ素人同然の医師に対して，腸重積を疑った時のエコーの当て方などを1週間かけて指導した上で実際の診療にのぞむと，感度85%，特異度97%と，悪くない数字が出ています。どのようにエコーを行うかというのは，今回既にお伝えした大腸全体を長軸・短軸でスキャンをしていく，という方法となっています[4]。「自信がない…」という方も，　自信を持って腸重積に向かい合っても大丈夫です！ちょっと自信につながってきたでしょ？

　時間に余裕があるのなら，大腸だけではなく腹部全体を長軸・短軸でスキャンしたほうがやはり見落とすことがなく診断ができます。腸重積を疑って大腸をスキャンしても，何もはっきりとした所見がなかった時は，腹部全体をスキャンすることをおすすめします。

まとめ

- ●腸管の拡張が25mm以上かどうか確認する
- ●腸管運動の低下があるかを確認する
- ●エコー所見のみでは腸閉塞があることはわかっても，絞扼しているかどうかはわからない！
- ●絞扼の有無を示唆するものとして，腹水貯留の有無はエコーで確認して損はない！
- ●小児の腹痛に対して腸重積を疑ったらエコーを当ててみよう！

推奨文献

1) Jang TB, et al：Bedside ultrasonography for the detection of small bowel obstruction in the emergency department. Emerg Med J. 2011；28(8)：676-8.
2) Unlüer EE, et al：Ultrasonography by emergency medicine and radiology residents for the diagnosis of small bowel obstruction. Eur J Emerg Med. 2010；17(5)：260-4.
3) Guttman J, et al：Point-of-care ultrasonography for the diagnosis of small bowel obstruction in the emergency department. CJEM. 2015；17(2)：206-9.
4) Riera A, et al：Diagnosis of intussusception by physician novice sonographers in the emergency department. Ann Emerg Med. 2012；60(3)：264-8.

（東　裕之）

9 精巣

これだけできれば大丈夫 精巣エコー！

- 精巣の軸を確認
- 精巣の血流低下の有無
- 精巣捻転の除外

症例

▶15歳，男性。突然の右下腹部痛。

本日23時頃からの突然の右下腹部痛と嘔気・嘔吐にて，母親とともに救急受診。

体温36.2℃，血圧121/68mmHg，脈拍98/分。

既往は特になし。

研修医 ○○さん，どこが痛いのか教えてください。

患　者 右のお腹の下のほうが痛いです。気持ちも悪いし…。さっきも少し吐きました。

母　親 先生，この子こんなに痛がることはなかったのに，急に「痛い痛い」と言い始めて…

研修医 （どうせ，アッペか尿管結石でしょ～）じゃあ，診察させてくださいね。（背中叩いて）あ…痛くないの？（McBurney点の圧痛…ないの？）

　　　 じゃ，エコー当てますね～（…!?　水腎も見えない！　腫れてる虫垂も見えない！）。

母　親 どうですか？　何か悪いものでしょうか？

研修医 エコーでもあまりはっきりしないので…，CTでも撮ってみますか。痛がるようなものはなさそうですが…。上級医とも相談させてもらいますね。

　　　　　　　　　　　　　　　　　　　 —

研修医 先生～，男子高校生の右下腹部痛・嘔吐なんですけど，エコーもしましたが尿管結石やアッペはあまり疑えなくて原因はっきりしないのでCT行ってもいいですか？　まぁあとは血管系考えないといけないから，造影CT撮っちゃっていいですよねぇ（ ￣—￣ ）？

上級医 （このしたり顔腹立つな…）先生，しっかり考えられるようになったね～。ただ悪いとは言わないけど，その若さで血管系疾患が強くありうるかな？　ちなみに，タマは確認した？

研修医	え？ タマって…。本人は下腹部痛としか言ってないですよ。どこが痛いか何度も聞きましたよ！
上級医	母親と一緒に診察をしていたりすると思春期の子は恥ずかしがって言わないことも多いんだよ。

―

上級医	○○さん，タマや袋が痛いということはないですか？
患　者	（恥ずかし気に）右側だけタマというか，袋というか…痛いです。急に痛くなって…。腫れもあるようだし。
研修医	（なぜ最初から言わないんだ！？）精巣捻転など考えないといけないですね。
上級医	もう一度診察してエコーを当てさせてくださいね〜
研修医	またここでもエコーが役に立つわけですね！ 勉強になりますぅ〜（￣—￣）！
上級医	（こいつ…本心じゃないな…）

こんな時に行いたい精巣エコー

以下の疾患を疑う時：
- 精巣捻転
- 精巣上体炎
- 精巣炎

以下の症状がある時：
- はっきりしない下腹部痛，嘔気・嘔吐
- 片側の精巣痛
- 片側の精巣腫脹・発赤
- 片側精巣の挙上（高さの左右差）

どのように精巣エコーを行うか？

　確認すべき項目は多くありません。①精巣の長軸がどう向いているのか，②患側の精巣内の血流が落ちていないか，この2点を主に検索しましょう。

基　本

　プローブの選択：使用するプローブは，リニアプローブです。精巣のエコーを見慣れている人は少ないと思います。健側と患側の両側をしっかり見比べることが診断する上で重要になってきます。エコーの機能によりますが，可能であれば2画面表示し

ておくと比較しやすいと思います（図1）。

準　備（図2）

　プローブ：陰部というデリケートな部分にプローブを当てるということと，プローブの保護という面で，可能ならプローブにテガダーム™などを貼付してからエコーを行うことをおすすめします。

　エコーゼリー：また，精巣という球体の観察であること，さらには圧痛の強い部分へのエコーとなるので，エコーゼリーはたっぷり塗布しましょう。そのように施行したほうが患者にも優しいですし，よい画像が得られます。さらに，プローブを持っていない方の手で，陰嚢を背側から"愛護的に"支えて安定させると，より観察しやすくなります。

　繰り返しますが，エコーを当てて確認すべき項目は，①精巣の長軸の向き，②血流の有無です。

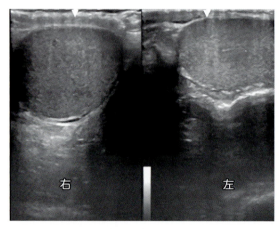

図1 2画面表示の例

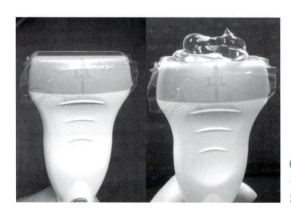

図2 精巣エコー時のプローブ
テガダーム™を貼付し，ゼリーは贅沢に使用する。

精巣の軸はこう確認！

　精巣捻転を起こすと精巣の長軸が水平になります。長軸が水平になっているからといって精巣捻転とは言い切れませんが（後述），症状があるなら可能性はぐっと高くなります。

　カラードプラを当てた時に精巣実質のカラーが健側と比べて低下していると，捻転による血流低下の可能性が高まります（図3）。もしドプラだけでなく，フローまで測れるのであれば，より確実に血流の有無を評価できます。

　……と，文章で書くと簡単ですが，ドプラで評価をする時，意外に精巣内の血流がドプラにのらないことがあります。男性の先生は，自分で当ててみてください。友人どうしでエコーをやりあってもOK！　コツとしては，プローブをゆっくり動かしていくことが大事です。

　その他，精巣捻転を疑うエコー所見としては，精巣実質内の局所的な輝度の低下（ムラ）を認めると，虚血による影響が考えられます。また，精索のねじれそのものが確認できれば診断につながります。これをwhirlpool signと呼びます（図4）。whirlpoolとは渦巻のことです。渦巻きを上からではなく横から見たような感じ，と言われればそんな感じですよね？

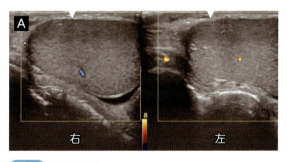
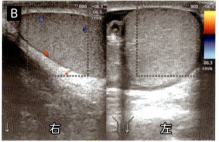

図3 精巣捻転
A：正常精巣（筆者）。
B：精巣捻転症例。捻転により血流が低下している。

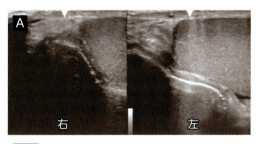
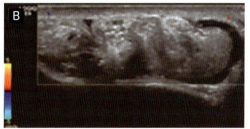

図4 whirlpool sign
A：正常精索（筆者）。
B：エコーで確認できる精索のねじれ。

本当に精巣捻転かな？ と思った時に考える病態とピットフォール

bell-clapper deformity（奇形）（図5）

捻転すると精巣の長軸が水平になりますが，精巣捻転のリスク因子でもあるbell-clapper奇形の場合，捻転していなくても水平になっていることがあります。

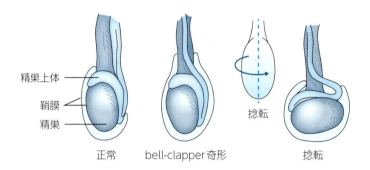

図5 精巣長軸の向き

精巣炎・精巣上体炎（図6，図7）

また，精巣エコーでの鑑別として外せないものが，精巣炎（orchitis）と精巣上体炎（epididymitis）です。さらに，ドプラでの血流に関しては，精巣が何度回転しているのか，また，いつ発症したのかによって変化するため，断定的なことを言えない点が初期対応医を悩ませます。発症早期の場合，血流が完全に途絶しておらず，ドプラで血流が確認できることがありうるので注意が必要です。精巣炎，精巣上体炎ともに，炎症が起きているため血流が増加します。

精巣炎（図6）：精巣炎では精巣上体炎と同様に血流が増加します。またわかりづらい所見ではありますが，参考になる所見として，患側の精巣の輝度が健側に比べて低いことが多いのが特徴です。

精巣上体炎（図7）：精巣上体炎では，さらに患側の精巣上体が腫脹しているため，精巣上体の腫脹と血流の増加がある場合には精巣上体炎が強く疑われます。

捻転の一時的解除（図8）

ドプラでの血流の評価では，捻転が一時的に解除されていると，反応性に血流が増加してしまいます。エコーでは，血流が増加している時に，捻転が一時的に解除された結果なのか，それとも炎症による血流の増加なのかの判断はつけられません。前述のように，精巣実質の輝度が低下しているかどうかも参考所見となりますが，実際にはわかりづらいと思います。臨床経過や血液検査・尿検査などを用いて鑑別していく

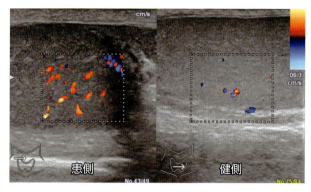

図6 精巣炎
血流が異常に増加しており、よく見ると健側に比べて輝度が落ちている。

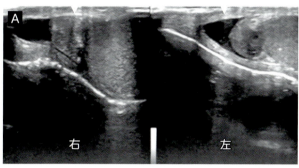

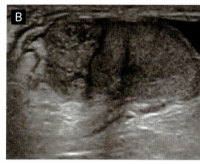
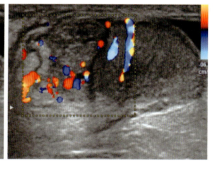

図7 精巣上体炎
A：正常精巣上体（筆者）。あまり大きさの左右差はない。
B：精巣上体炎。精巣上体の腫大と血流の増加が見られる。

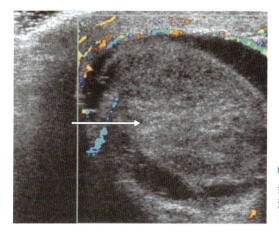

図8 精巣捻転
発症から24時間ほどの状態。精巣の血流は落ちているが、周囲の血流が増加している。

ことになります。ちなみに、白血球の上昇は精巣炎らしさが上がり、膿尿や細菌尿では精巣上体炎らしさが出てきます。

精巣捻転の診断アルゴリズム

精巣の長軸が水平になっていた場合、もともとそうであった可能性も否定できませんが、十分疑える所見となります。

一般的に、精巣痛に対してすぐに行える画像検査はエコーのみです。そのエコーの結果によっても確実に鑑別できるわけではありませんが(図9)、精巣捻転以外の可能性を低くするということはできると思います。

精巣捻転が疑われたら、泌尿器科医師へのコンサルトが基本となります。泌尿器科医師が来院するまでの時間にopen book methodにより捻転解除を試み、痛みが軽減するか確認することとなります(後述)。

精巣上体炎では挙睾筋反射が消失することはないですが、エコーを当てる時には精巣のみではなく精巣上体の評価も併せて行ったほうがよいと思います。

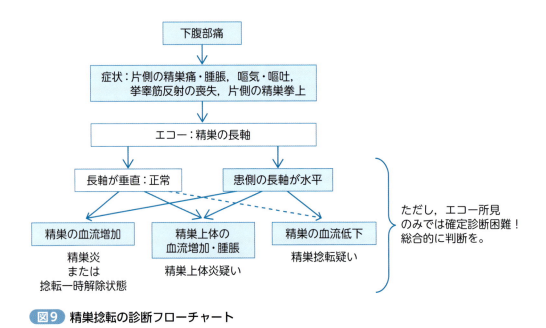

図9 精巣捻転の診断フローチャート

精巣捻転なの？　どうなの？

TWIST score(表1)

エコーが確実な診断方法ではあるものの、施行前にどれだけ可能性があるのか考えておきたいですよね？

急性陰嚢痛を主訴に来院した小児を対象にした前向きstudyで，優位に精巣捻転を示唆する所見とそのスコアが作られました。TWIST scoreと言って，表1に示すような所見とそれぞれに点数がついています。0〜2点が低リスクで5〜7点が高リスクとされています。2〜5点をカットオフとすると，感度54〜76％，特異度81〜97％で精巣捻転を示唆すると言われています。

　最近，このTWIST scoreを非専門医が評価したらどうなるか，という前向きstudyが行われ，スコアが0点ならば否定可能とされています。1〜5点では可能性あり（34.1％），6〜7点では可能性が高い，という結果になっています[5]。この中では，低リスク0〜1点では除外可能，中リスク2〜5点ではエコーで評価をし，高リスクでは早々に泌尿器科にコンサルトをする，という方向性が示されています。なお，このスコアは成人例ではどこまで信頼性があるかはっきりしていないところがあるので注意は必要ですが，成人に対しても応用は可能であると考えられています。

表1 TWIST score

所見	点数
精巣腫脹	2点
精巣が触診で硬い	2点
精巣挙筋反射消失	1点
悪心／嘔吐	1点
患側精巣の位置が高い	1点

0〜2点：低リスク，5〜7点：高リスク

捻転かも…，と思った時の次の一手！

　精巣捻転は泌尿器科救急疾患です。症状やエコーで疑って，それで「おしまい♪」というわけにはいきません。疑ったら泌尿器科にコンサルトすることは必要ですが，捻転が発症するのは日中ではなく夜間のほうが多いので，泌尿器科の先生が来院するまでに時間がかかります。その時間を無駄に使うと精巣機能を温存できなくなる可能性があります。

open book method

　手術で捻転を解除するまでのつなぎとして欠かせないのが，非侵襲的捻転解除法です。open book methodと呼ばれる方法はみなさん聞いたことがあると思います。さて，どれくらい回せばよいのでしょうか？　また，逆回転させなければならない症例はどれくらいあるでしょうか？

報告では，精巣捻転は180°〜1080°（0.5〜3回転）の幅があり，平均で360°〜540°（1〜1.5回転）となっています。すなわち，少なくとも180°は回転させる必要があります。open book methodが有用となるような，外側から内側に向けての捻転は67％と言われており，残りの33％は内側から外側へ向けての捻転で，open book methodでは効果が得られない症例となります。実は結構多いと思いませんか？

　解除する時は，砕石位をとった患者と向き合うようにして"本を開くように"患側精巣を回します。回すことで痛みが軽減するのならそのまま続けます。もし痛みが増悪するようなら逆回転，つまり"本を閉じる"方向に回します。

　解除が成功したかどうかは，①痛みの軽減，②精巣の長軸が正常軸に戻る，③精巣の挙上が改善，④ドプラでの血流が戻る，ことなどで判断してください。これが成功しても手術加療が不要になるわけではないことも，頭の片隅に置いておきましょう。

　精巣捻転かどうか確信を持てない時も，試してみるのはアリかもしれませんね。試した後は，必ず上記のような評価をしましょう。

まとめ

- "精巣捻転"まずは疑うことから始める！
- 片側の精巣腫脹，圧痛，挙上などがあれば積極的にエコーを当てる
- 患側精巣の軸が水平になっていないかチェック！
- ドプラを当てて，血流の低下があれば急いで泌尿器科コンサルト！
- エコーのみでは診断を確定できないこともある。臨床経過・検査結果なども含めて考慮しよう

推奨文献

1) Jonathan E, et al：Urologic procedures. Roberts and Hedges' Clinical Procedures in Emergency Medicine, 6th ed. Elsevier, 2013, p1113-7.
2) Davis JE, et al：Scrotal emergencies. Emerg Med Clin North Am. 2011；29（3）：469-84.
3) Agrawal AM, et al：Role of ultrasound with color Doppler in acute scrotum management. J Family Med Prim Care. 2014；3（4）：409-12.
4) Sharp VJ, et al：Testicular torsion：diagnosis, evaluation, and management. Am Fam Physician. 2013；88（12）：835-40.
5) Sheth KR, et al：Diagnosing Testicular Torsion before Urological Consultation and Imaging：Validation of the TWIST Score. J Urol. 2016；195（6）：1870-6.

（東　裕之）

10 深部静脈血栓症

これだけできれば大丈夫 下肢血管エコー！

- 描出すべき部位はたった2つ！ ➡ 大腿と膝窩のみ！
- 血栓の有無：みるべき所見もたった2つ！
  ➡ 圧迫してつぶれるか？ カラーがのるか？

症例

▶ 80歳，男性。右下腿腫脹，疼痛。

3日前から右下腿が腫れてきて，痛みもあり自宅で寝込んでいた。様子をみていたが改善なく，家族に連れられて受診。

意識清明，血圧165/75mmHg，脈拍95/分，SpO_2 96％（室内気），呼吸数20/分，体温37.5℃。

既往歴：高血圧症，糖尿病，脳梗塞，肺癌術後。

研修医 （カルテの既往歴と病変部位を見ながら）肺癌術後既往もあるし，下腿腫脹と痛み，これはDVTだな。先生！ DVTの診断で造影CTの適応だと思います！（あっ，待てよ。先日似たような患者さん，たしか蜂窩織炎だったな。循環器の先生に怒られたんだった。先生に指摘される前にエコーで確認しとくか。☞p123）

上級医 ん？ なんだって？ 先生，どうしたの？

研修医 造影CT行くまで時間がかかりそうなんでまずエコーしてるんですよ！

上級医 えらい！ でも…そこ，何見てるの？

研修医 皮下膿瘍ないかどうか……

上級医 （ハァ〜…）蜂窩織炎疑うのもいいけどDVTは確認した？

研修医 いえ，だからDVTは今から造影CTで確認するんですよ！（人の話聞いてないな，さっき言ったばかりなのに…）

上級医 DVTもエコーで確認できるんだよ。しかもエコーのほうが圧倒的に早いしね！ 一緒にやってみようか。 ➡ E1

こんな時に行いたい下肢血管エコー

以下の疾患，症状を疑う時：

- 深部静脈血栓症 (deep venous／vein thrombosis：DVT)
- 下腿浮腫および下肢痛，呼吸困難

どのように下肢血管エコーを行うか？

プローブの選択

プローブは，表在をくわしく見ることができるリニアプローブを使用します。

解剖とエコー画像

血管描出のためには，まず解剖を理解することが大切です！　図1に下肢の静脈の解剖を示します。

下肢の静脈で特に重要となるのが，①外腸骨静脈〜浅・深大腿静脈領域，②膝窩静脈〜その3分枝 (前脛骨静脈，後脛骨静脈，腓骨静脈) 領域で，この2-areaが観察部位となります。時間のない救急外来では2-point (総大腿と膝窩) でもかまいません。下肢の解剖を理解したら，さっそく観察部位を描出していきましょう！

外腸骨静脈〜浅・深大腿静脈領域：1つ目の観察部位である外腸骨静脈〜浅・深大腿静脈領域ですが，まず図2のように仰臥位で鼠径靭帯にプローブを当てましょう。すると，まず内側に総大腿静脈，外側に総大腿動脈が描出されます (図1A)。そこから末梢へ総大腿静脈を追っていくと表在へ大伏在静脈が分かれていきます (図1B)。さらに総大腿静脈を追っていくと側副路が現れ，浅大腿動脈と深大腿動脈が側副路を挟むように分かれていきます (図1C)。それ以上総大腿静脈を追っていけば浅大腿静脈と深大腿静脈の分岐部まで描出されます (図1D)。1つ目の観察はここまでです。

膝窩静脈〜3分枝領域：2つ目の観察部位である膝窩静脈〜3分枝領域ですが，仰臥位で膝関節を屈曲させ膝が曲がる部分にプローブを当てて観察します (図3)。難しければ，腹臥位で練習してみてもいいかもしれません。プローブを当てると，膝窩静脈と膝窩動脈が伴走して描出されます (図4A)。そこから末梢へ3分枝領域まで追っていきましょう (図4B)。

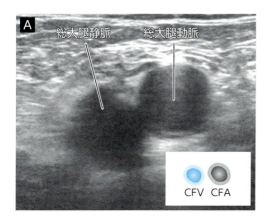
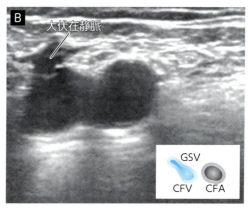
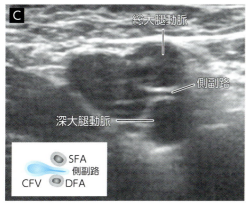
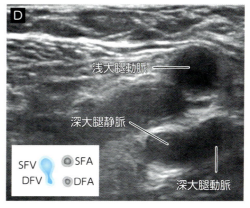

CFA：総大腿動脈，SFA：浅大腿動脈，DFA：深大腿動脈，PopA：膝窩動脈

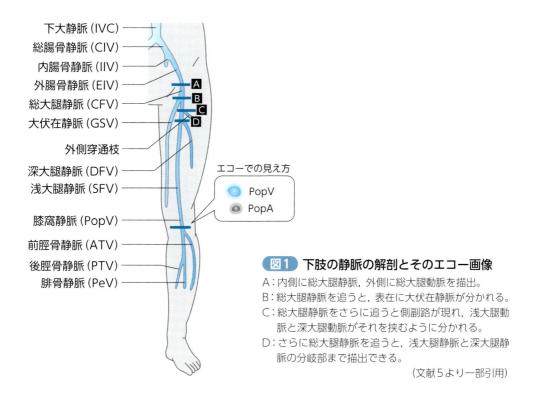

図1　下肢の静脈の解剖とそのエコー画像

A：内側に総大腿静脈，外側に総大腿動脈を描出。
B：総大腿静脈を追うと，表在に大伏在静脈が分かれる。
C：総大腿静脈をさらに追うと側副路が現れ，浅大腿動脈と深大腿動脈がそれを挟むように分かれる。
D：さらに総大腿静脈を追うと，浅大腿静脈と深大腿静脈の分岐部まで描出できる。

(文献5より一部引用)

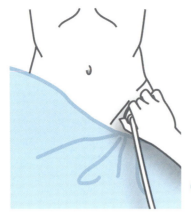

図2 プローブの当て方：外腸骨静脈〜浅・深大腿静脈領域

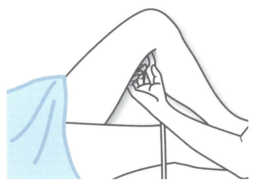

図3 プローブの当て方：膝窩静脈〜3分枝領域

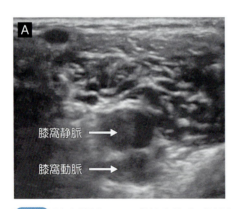
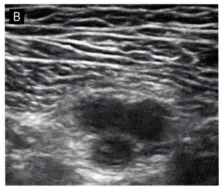

図4 膝窩静脈とその分枝血管（3分枝領域）

どのように血栓の有無を確認するか？

Point 確認すべき所見はたった2つ！！

血管はつぶれるか？

血管を描出できたら，シンプルに血管を圧迫してみてください．すると，正常では容易に圧迫されつぶれます（図5A）．もし血栓の存在が疑われる状態であれば，血管はつぶれにくいです（図5B, C）．

カラードプラにのるか？

カラードプラ設定を行い，血管に色がつくかどうか見てみましょう（図6）．すると，正常では血流の存在を示す色がつきますが，血栓などで狭窄や閉塞していれば色はつきません．

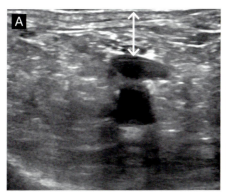
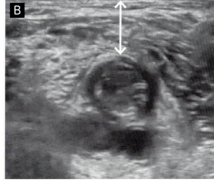
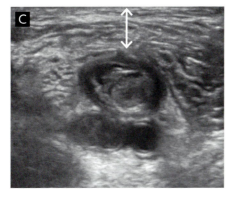

図5 圧迫時の血管
A：正常膝窩静脈の圧迫時。
B：血栓が疑われる場合。非圧迫時。
C：血栓が疑われる場合。圧迫時。

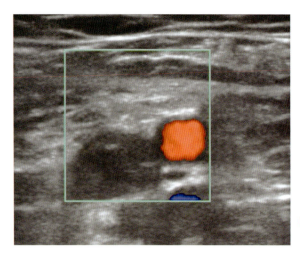

図6 血栓の画像所見：カラードプラ

深部静脈血栓症かな？ と思った時のピットフォール

　高度肥満の方は，鼠径靱帯から確認しても観察部位を描出しにくいです。その際は，より表在にある大伏在静脈を描出し，総大腿静脈との合流部まで追っていく方法もあります。

　拘縮が強い方は，プローブが当てにくく描出しにくいです。その際は，股関節の外旋位をしっかりとることが大切になってきます。

　また，カラードプラの設定が速すぎると，血流速度が遅すぎて色がのらない可能性もあります。カラードプラの速度設定を調節してみましょう。

深部静脈血栓症の診断アルゴリズム

　DVTを疑ったら，図7のフローチャートに沿って診断を行います。まずは，DVT予測のためのWell's criteria（表1）でリスク評価を行います。

　低リスク群ではD-ダイマー測定を行います。陰性であればDVTは否定できますが，陽性であれば下肢静脈エコーを行います。

　中・高リスク群では，下肢静脈エコーを行い，血栓を疑う所見があればDVTと診断し，血栓を疑う所見がなければD-ダイマーを測定します。陰性であればDVTを否定でき，陽性であれば1週間後に再度下肢静脈エコーで評価を行います。

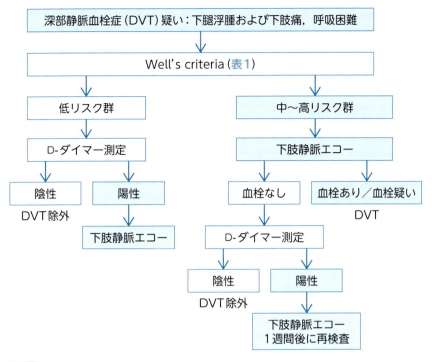

図7 深部静脈血栓症の診断フローチャート

表1 深部静脈血栓症のWell's criteria

- 活動性の悪性腫瘍あり（＋1）
- 下肢の麻痺，ギプス固定歴あり（＋1）
- 最近3日以上の安静臥床，または4週間以内のmajor surgery（＋1）
- 深部静脈領域の局所性圧痛あり（＋1）
- 下肢全体の腫脹（＋1）
- ふくらはぎの腫脹：片側より3cm以上の周囲長（＋1）
- pitting edemaあり（＋1）
- 表在側副静脈あり（＋1）
- 深部静脈血栓症以外に考えられる疾患がある（－2）

3点以上：高リスク群（検査前確率53％）
1～2点：中リスク群（検査前確率17％）
0点：低リスク群（検査前確率5％）

エコーは2-pointを当てるだけでいいの？

　現在の主流となりつつある2-pointでの下肢静脈評価ですが，そのエビデンスをご紹介します。2008年に，Bernardiらは2-pointエコー＋D-ダイマーと全下肢静脈にカラードプラを当てた2群で比較し，2,098名のDVT疑いの患者に対し，3カ月間フォローを行いました[1]。2-pointエコー＋D-ダイマー群は先ほど示したアルゴリ

ズムの流れで行い，全下肢静脈にカラードプラを当てた群はカラードプラを当て血栓を疑う所見があればDVT診断，所見がなければ3カ月間フォローアップを行う流れで行ったところ，3カ月間にDVTと診断された割合はそれぞれ0.9%，1.2%と差を認めませんでした。すなわち，2-pointエコーでも診断能は劣っていないという報告でした。また，2015年のWestらの報告では，2-pointエコーのDVTに対する感度は96.5%，特異度96.8%と高い診断能を有しています[2]。

　一方で2-pointエコーでの欠点はどうしても"点"で血栓の有無を観察しているため，図1で示したように2点の観察部位間にある浅大腿静脈の血栓などが見逃がされてしまい，感度が57%という報告もあります[4]。そのため，可能な限り2-pointを含めた"領域"で観察することをおすすめします。

　忙しい救急外来やプライマリケアの領域では，素早く，簡単に，そして正確に評価できるほうがいいですよね！

まとめ

- DVTはエコーとD-ダイマーのたった2つの検査の評価でOK！
- 2-pointは点ではなく領域で！

推奨文献

1) Bernardi E, et al: Erasmus Study Group: Serial 2-point ultrasonography plus D-dimer vs whole-leg color-coded Doppler ultrasonography for diagnosing suspected symptomatic deep vein thrombosis: a randomized controlled trial. JAMA. 2008; 300(14): 1653-9.

2) West JR, et al: What is the accuracy of emergency physician-performed ultrasonography for deep venous thrombosis?. Ann Emerg Med. 2015; 65(6): 699-701.

3) Chunilal SD, et al: Does this patient have pulmonary embolism?. JAMA. 2003; 290(21): 2849-58.

4) Zitek T, et al: Mistakes and Pitfalls Associated with Two-Point Compression Ultrasound for Deep Vein Thrombosis. West J Emerg Med. 2016; 17(2): 201-8.

5) Soni NJ, et al: Point-of-Care ULTRASOUND. Saunders, 2014.

（狩野謙一）

11 整形（骨折など）

これだけできれば大丈夫　整形エコー！

- 骨折の診断

症例

▶50歳，男性。右側胸部痛。

自転車に乗っていて転倒し受傷，右側胸部を打撲。痛みが強いために，同日救急外来へ歩いて受診となった。

血圧145/85mmHg，脈拍85/分，呼吸数18/分，SpO$_2$95％（室内気），体温36.5℃。

高血圧の既往あり。降圧薬1種類のみ内服，アレルギーなし。

右側胸部に打撲痕あり，同部位に痛みを伴う。呼吸音は正常であり，左右差なし，明らかな皮下気腫も触知しない。その他の部位には明らかな外傷は認めない。

研修医　まずは打撲に関して，骨折などがないかレントゲンでチェックしてみましょう。

患　者　よろしくお願いします。

研修医　（レントゲンを見ながら）う〜ん，はっきりとした骨折はなさそうですね…

患　者　なさそう？　はっきり診断してもらわないと困ります！

研修医　そう言われても…。

患　者　単なる打撲なのか，骨折しているかで会社に出す診断書が変わるんです！折れているのか折れていないのか，はっきりさせてください！

研修医　じゃあCTではっきりさせましょうか？

上級医　ちょっと待って，CTもいいけど，その前にエコーをしてみようか？　

こんな時に行いたい整形エコー

- 骨折を疑う問診・身体所見だが，X線でははっきりしない時
- すぐにX線検査ができない環境の時：診療所，往診，災害現場など
- CT検査が行うことができない時：CTが設置されていない医療機関，集中治療室など

どのように整形エコーを行うか？

骨折の診断法といっても，人間にはあらゆる部位に骨がありますので，今回は"肋骨骨折"にテーマを絞ってみたいと思います。しかし，エコーを用いて骨折を診断する際に確認する所見はただ2つであり，この所見はあらゆる骨折に対しても応用がききます。

肋骨骨折のエコー診断法は，5つのstepを踏んでいきます（表1）。

表1 肋骨骨折エコー診断における5-step

step1　プローブの選択
step2　痛む場所のチェック
step3　肋骨に沿ってチェック
step4　特徴的な所見のチェック
・骨皮質の断裂は？
・周囲に血腫は？
step5　合併損傷のチェック

step1：プローブの選択

まずはプローブを選ぶところからスタートします。プローブはリニアプローブを選択します。リニアプローブは，体表面の細かい病変をチェックする際に力を発揮します。

プローブを選択する際には，設定を確認します。エコーの機種によって様々ですが，整形外科領域のスキャンには "MSK" や "orthopedics" などの設定があります。検査を始める前にこれらの設定を選択すると，体表面の骨や靭帯，軟部組織など整形外科領域のスキャンがしやすいように，ゲインや深さに関するおすすめ設定が表示されます。このおすすめ設定を選ぶことで，よりスキャンが行いやすくなります。

step2：痛む場所のチェック（図1）

患者さんが「痛い」と訴える場所を事前にチェックします。X線で骨折の有無がはっきりしなくても，患者さんは痛む場所を明確に指し示すことができます。その部位をスキャンすればよいのですが，慣れないうちは患者さんに同意を得て，マーキングペンで痛む場所をマークするとスキャンが行いやすくなります。

この際に注意すべきなのは，骨折部とマークした皮膚表面部が体位によってずれてしまうことです。そのため，マークする際には可能な限り実際にエコーでスキャンをする体位で行うようにしましょう。肋骨であれば，手を下ろして仰臥位で行うのか，上肢を挙上した状態で行うのか，マークを付ける前にあらかじめ体位を決めておくと，骨折部を見失うことが少ないとされています。

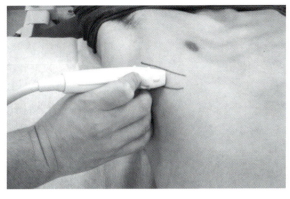

図1 痛む場所のチェック
患者さんがピンポイントで痛がる部分をマーキングペンでマークする。この時，実際にエコーを行う姿勢をとってもらうとよい。仰臥位，上肢挙上など，あらかじめ決めておく。

step3：肋骨に沿ってチェック（図2）

　さあ，ここから実際にエコーを当ててみましょう！　まずは，肋骨を同定することが一番のカギとなります。方法は肺のエコーを行う時と同様ですが，今回スキャンを行う部位は肋骨なので，肋骨の骨皮質のラインを同定することが重要です。

　まず，肋骨に沿って垂直にプローブを当て，肋骨，胸膜，肺の位置・深さの関係を理解します。肋骨の骨皮質表面の高エコー（白いライン）は1～2cmの深さに存在することが多く，決して胸膜のラインと誤認しないことが重要です。もっとも，胸膜のラインは呼吸に合わせて左右にスライドするため，骨皮質か胸膜か判定が困難な時にはlung slidingの有無をチェックするとよいでしょう。

　肋骨と胸膜が同定できたら，プローブを90°rotateして，肋骨に沿ってプローブをslideします。肋骨に沿って平行に動かし，事前にマークした痛む部位までプロー

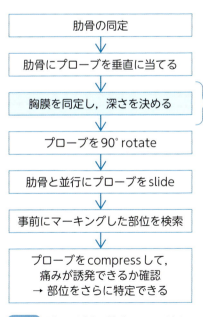
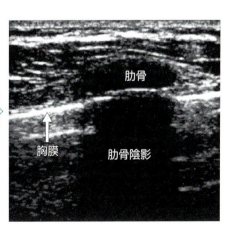

図2 肋骨骨折の検索までの流れ

ブを移動させ，詳細に検索を行います。この際，肋骨を含めて"骨はまっすぐではない"ことの認識が重要です。特に肋骨は，胸壁に沿って緩やかなカーブを描いています。エコーの画面に集中しすぎるとカーブを外れてしまい，時に肋骨の骨皮質のラインを見失ったり，あるいは別の肋骨に移動したりしてしまいます。骨に対してプローブを平行移動させる時には，ゆっくり慎重に行う必要があります。

　また，**エコーには実施者と患者さんがコミュニケーションを取りながら行うことできるという大きな利点があります。撮影の際，被曝をしないように距離を取らなければならないX線やCTと違い，どこが痛いかリアルタイムに患者さんと話し合いながら検索できるのは，エコーの大きな利点です。**患者さんが「痛い」と言う部位には，打撲であれ骨折であれ，必ず"何か"が存在するため，プローブを当てながら「痛い？痛くない？」と話しながら行うことでさらに診断率が向上すると思います。

step4：特徴的な所見のチェック（図3）

　患者さんが「痛い」と訴える部位に到達した時，骨折の有無を確認するために検索すべき所見はわずか2つです！ 以下に挙げるわずか2つの所見をチェックするのみで，エコーを用いた骨折の診断が可能です。これは肋骨のみならず，体表面にあるすべての骨に関して応用が利きます。

　骨皮質の連続性の断裂（図3A）：骨折をした際には当然，骨皮質の連続性に断裂が生じます。エコーにて肋骨の骨皮質表面を検索し，この断裂の所見を見つけることで骨折と診断することが可能です。

　周囲の血腫の存在（図3B）：骨折のみならず，打撲においても血腫が出現します。特に骨折の場合には，骨皮質の断裂を生じた部位に血腫を伴っている際に，骨折が確実に存在することが証明できます。

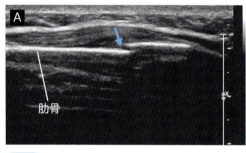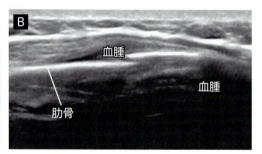

図3　骨折でみられる特徴的な2つの所見
A：骨皮質の連続性の断裂
B：周辺の血腫の存在

step5：合併損傷のチェック（図4）

　肋骨骨折が同定できたら，合併損傷の有無のチェックも同時に行います．肋骨骨折が3本以上連続して生じた際には，内臓の合併損傷を起こす確率が上がるとされており，特に，血気胸，腹部臓器損傷が多く合併するとされています．

　肋骨骨折を同定した時には，そのまま気胸の有無のチェックを行います（☞p60）．プローブを切り替える必要はありますが，セクタプローブでは心タンポナーデのチェック，コンベックスでは血胸の存在，腹腔内出血がないかFAST (focused assessment with sonography for trauma) をベースに，エコーフリースペースを検索することで次に行うべき行動（CT，外科医に相談，高次医療機関への搬送など）の指標とすることが可能になります（☞p7）．

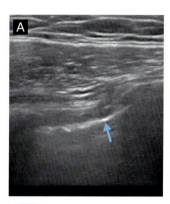 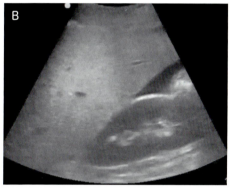

図4 肋骨骨折の合併損傷
A：気胸：lung slidingが見られない（☞p61, 155）．
B：腹腔内出血肋骨骨折では，心タンポナーデ，血気胸，腹腔内出血などの合併損傷も併せて観察する．

エコー vs X線，どっちがいいの？

　骨折に対して，CTが最も有効であることに議論の余地はありません．近年のCTは，撮影後に様々な角度から再構築することが可能となり，時には3D画像にすることも可能となったために，CTによる骨折の診断率は過去のものと比較してさらに向上しています．

　しかし，たとえば多発外傷などの胸部外傷時にはCT検査を行いますが，鈍的胸部外傷のすべての患者さんでCTを撮るわけにはいきません．また，CTを設置していない医療機関では，骨折の診断のためにCT目的で緊急で紹介するわけにもいきませんよね．そのような時には，X線撮影かエコーを行うことが多いと思います．

　さて，実際に肋骨骨折に対して，X線とエコーを用いて検討された論文を紹介します．88人の鈍的胸部外傷による"肋骨骨折疑い"の患者さんに対して，X線とエコーに

よって評価を行ったところ，X線では23.7％の診断率に対して，エコーでは80.3％の診断率でした。

このデータから考えると，CTが撮影できない，さらにX線も撮影困難な状況であれば，"まずはエコーから"という考えがあってもいいと思います。

骨折以外にも使える！ 整形エコー♪

ここまで，骨折に関してエコーがどこまで使えるかを述べてきましたが，整形外科とエコーという領域は奥が深く，骨折のみならず，靱帯や軟部組織にも使用することができます。

アキレス腱断裂

たとえば，「足関節を捻挫した」という病歴にて救急外来を受診するケースの中に，単なる足関節の靱帯の損傷ではなく"アキレス腱断裂"の患者さんが少なからず混じっています。アキレス腱断裂の患者さんの身体所見としてThompsonテストは有名ですが，すべての患者さんに出現するわけではありません。初期診療の場においては，アキレス腱断裂の状態を20～25％程度見逃すとされています。このような時には，X線，CT，MRIなどが考慮されますが，ぜひエコーを活用してほしいと思います！

プローブの当て方（図5）：アキレス腱断裂はアキレス腱の踵付着部から3～6cmの部位が好発部位であるため，アキレス腱に沿ってリニアプローブにて検索を行います。

エコーの実際（図6）：断裂がなければ，アキレス腱は線状（スジ状）の腱として描出されますが，断裂が生じるとこの線状のエコー像も断裂します。また，腱の内部には低エコーの浸出液が貯留している所見を得ることができます。

さらに，実際にエコーを当てながら足関節を動かしてみて，足関節の動きに合わせ

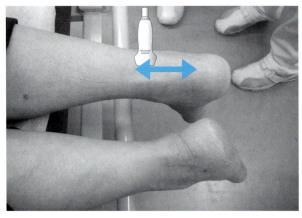

図5 アキレス腱断裂の際のプローブの当て方
リニアプローブを用いて，踵骨から長軸方向へslideする。

```
皮膚直下のスジ状の腱を探す
      ↓
腱の断裂所見，周囲の血腫所見を探す
      ↓
足を動かして，腱がスライドするかをチェック
```

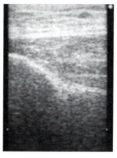
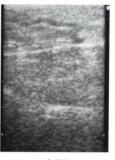

健側　　　　　　患側

図6 アキレス腱断裂のエコー画像所見

てアキレス腱がスライドするかどうかも動的に確認することができます。この動的な確認，すなわちリアルタイムの病変チェックは，エコーのみが行える方法であり，他の検査法にはない利点です。

> **Point** 普段から筋や腱をエコーで見慣れている先生は少ないと思います。こんな時こそ，健側と患側の両方を観察しましょう。違いは歴然！ ここで1つポイント♪ 先に健側を確認してから患側の観察に移ると異常所見を見つけやすいですよ！

　この方法を用いて確認をしたところ，エコーを用いたアキレス腱断裂の診断率はなんと92％でした。患者さんにレントゲン室やCT／MRI室まで移動してもらわなくても，ベッドサイドで評価できる点は，エコーの最大の強みですよね！

骨折はエコーのみで診断可能？

　これまで，骨という組織はエコーにとって難敵とされてきました。その理由は，骨はエコープローブから出てくる波をすべて反射してしまうため，骨表面は観察できても骨の内部や骨の背面の状況は把握できないからです。しかし，エコーを用いた骨折の診断法はその骨に対するエコーの弱点を利点に変えたものなのです。つまり，エコーの波が骨表面で多く反射されてしまう性質を逆手に取り，骨表面からそのぶん多くの情報を得ようとしたわけです。エコーの技術が発達したこともあって，より詳細に情報を得ることが可能となり，骨折の診断も容易になりました。

　近年，エコー技術の進歩は目覚ましいものがあります。機動力に富み，ベッドサイドにて行うことが可能となったこともあり，何度も繰り返し行いやすくなりました。なにより，エコーは患者さんに対して侵襲が少ないというメリットがあります。特に，病

棟や在宅などの現場では，放射線技師がオンコール体制，患者さんの状態が良くないなど，施設の状況によってはすぐにX線を撮ることができない場合も多い中で，ある程度客観的な判断のもとに治療方針を決定することが求められます。その点，エコーであれば患者さんと実施者，機器さえ揃えば検査を行うことが可能です。勤務者以外に負担をかけることなく，ベッドサイドで診断することができます。

ただし，エコーは術者の技量に左右されることが多いですし，またX線やCTなどのように画像を全員で共有することができないという欠点があります。さらに，エコーを用いた骨折診断は，これまで行ってきた心臓や腹部エコーほど一般的ではありません。決して容易なわけではなく，正常の解剖をイメージしながら何度も練習して習熟する必要があります。それでも，いったんエコーの理解が進めば，これまでX線で診てきた骨折をエコーで診断したくなる衝動に駆られるでしょう！

エコーは医療者にとって確かに便利なツールではありますが，すべての診断をエコーのみで行うことは困難です。診断に一番重要なのは，十分な問診と身体所見です。エコーは，患者さんの情報から自分が導き出した鑑別診断が合っているかどうかを判断する，補助的な立場なのです。もちろん，X線もCTも同じです。すなわち，様々な検査との"コラボレーション"によって，診断率を上げることが可能となるのです。

医療者が様々な診断方法を持てば，様々なシチュエーションに合わせて患者さんの満足のいく診療を行うことができます。エコーは，その一助となるものです。医療者自身が実際に患者さんに触れ，エコーに触れ，どんどん習熟してほしいと思います！

まとめ

- ●骨折はエコーでも診断可能！
- ●骨皮質の連続性の断裂をチェック！
- ●周囲の血腫をチェック！
- ●可能な限り，患者さんとコミュニケーションを取りながら！

推奨文献

1) Rainer TH, et al:Comparison of thoracic ultrasound, clinical acumen, and radiography in patients with minor chest injury. J Trauma. 2004;35:562-566. 56(6):1211-3.
2) Chan SS:Emergency bedside ultrasound for the diagnosis of rib fractures. Am J Emerg Med. 2009;27(5):617-20.
3) Lee RB, et al:Three or more rib fractures as an indicator for transfer to a Level I trauma center:a population-based study. J Trauma. 1990;30(6):689-94.
4) Hartgerink P, et al:Full- versus partial-thickness Achilles tendon tears:sonographic accuracy and characterization in 26 cases with surgical correlation. Radiology. 2001;220(2):406-12.

(小淵岳恒)

12 皮膚軟部組織

> **これだけできれば大丈夫　皮膚軟部組織エコー！**
> - 皮膚軟部組織エコーを行うタイミングがわかる
> - 皮膚軟部組織をエコーで観察する方法がわかる

　皮膚軟部組織エコーを行う良い適応として，軟部組織感染症や皮下異物があります．蜂窩織炎などの軟部組織感染症では，皮下膿瘍の有無を評価することが治療方針の決定において重要です．この皮下膿瘍の検索にエコー検査が役立ちます．皮下異物では，異物の存在診断だけでなく，異物摘出の際の補助にもエコーを用いることができます．ここでは，皮膚軟部組織エコーの中で，軟部組織感染症と皮下異物に関して概説していきます．

軟部組織感染症（蜂窩織炎）

症例　▶80歳，男性．右下腿腫脹，疼痛（図1）．

3日前から右下腿が腫れてきて痛みもあり，自宅で寝込んでいた．様子をみていたが改善なく，家族に連れられて受診．
意識清明，血圧165/75mmHg，脈拍95/分，SpO$_2$96％（室内気），呼吸数20/分，体温37.5℃．
既往歴：高血圧症，糖尿病，脳梗塞，肺癌術後．

研修医　（カルテの既往歴と病変部位を見ながら）糖尿病と脳梗塞既往もあるし，下腿腫脹と痛み，少し熱もありそうだからこれは蜂窩織炎だな．先生〜！　蜂窩織炎の診断で抗菌薬治療の適応だと思います！（あっ，待てよ．先日似たような患者さん，たしか右下肢深部静脈血栓症だったな．皮膚科の先生に怒られたんだった！　先生に指摘される前にエコーで確認しとくか…☞p107）

上級医　熱もありそうだし，右下腿に腫脹，圧痛，熱感，発赤もあるね．確かにすごく蜂窩織炎っぽいね．ん？　DVTはなし？　すごいねぇ，もうエコーで確認したの〜．確かに病歴と身体所見だけだと間違えることもあるんだよね．

研修医　エヘヘ（得意顔）．では血液培養も提出して，抗菌薬開始しますね！

上級医　ところで，エコーで皮下膿瘍の合併はなさそうだった？　ドレナージが必要になる場所とかさ．

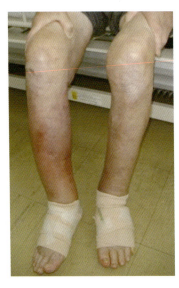

図1 蜂窩織炎
右下腿に皮膚の発赤を認める。

研修医 えっ……診察上はただの蜂窩織炎ですよ？ 蜂窩織炎にエコー使うんですか？
上級医 まずはエコーで評価してみるのもいいと思うよ。
研修医 エコーですかぁ…。
上級医 初心者ほどエコーがおすすめだよ。一緒にやろうか。

こんな時に行いたい皮膚軟部組織エコー（軟部組織感染症）

- 蜂窩織炎に皮下膿瘍を合併していないか評価する時
- 膿瘍があって，エコーガイド下ドレナージを行う時

蜂窩織炎かな？ と思った時に考える疾患とピットフォール

　皮膚軟部組織感染症の中で，最も頻度が多いのが蜂窩織炎です。蜂窩織炎は，皮下組織内に限局した感染症です。発熱，悪寒，白血球上昇といった全身症状に加え，局所の発赤，腫脹，熱感を認める患者で疑います。本患者では，糖尿病と脳梗塞の既往があり，前述の局所所見を認めることから，蜂窩織炎が疑われました。
　エコーが活躍するのは，蜂窩織炎の診断の際，以下の2つの有無について評価を行う時です。

皮下膿瘍の合併

　蜂窩織炎が疑われる患者の診療で気をつけるべきことは，"皮下膿瘍の合併があるのか／ないのか"です。皮下膿瘍があれば，抗菌薬投与だけでなく切開排膿や穿刺吸

引ドレナージを行う必要があり，治療方針が大きく変わります。そのため，蜂窩織炎患者では皮下膿瘍の合併があるかを評価することはとても重要です。

壊死性筋膜炎

また，皮膚軟部組織感染症の中で見逃したくない疾患に，壊死性筋膜炎があります。壊死性筋膜炎は病勢の急速な進行と，全身状態の急速な悪化が認められる疾患です。予後改善のためには，迅速な診断と治療介入が重要です。

どのように皮膚軟部組織エコーを行うか？

プローブの選択

皮膚や軟部組織を観察する時には，高周波のリニアプローブを使用します。リニアプローブは皮膚から比較的浅い部位の観察を得意としており，皮膚から深い部位の観察は不得意です。そのため，リニアプローブで観察が難しい深い部位を観察したい場合には，コンベックスプローブも使用して観察します。

軟部組織を観察する際，最初は観察したい部位に隣接した"正常部位"にプローブを当てるとよいでしょう。正常部位から観察したい部位にプローブを動かしていき，蜂窩織炎や皮下膿瘍，皮下異物がないかを注意深く観察します。正常部位の所見と比較しながら観察することで，病変部位を認知しやすくなります。

注意すべき所見

注意すべき所見としては，①病変部位の皮下組織の肥厚（図2）や間質の液体貯留を認めるか，②敷石状変化（cobblestoning）を認めるか（図3），③膿瘍を示唆する液体貯留を認めるか，の3つです。蜂窩織炎がある部位の皮下組織は，正常の皮下組織に比べて高エコーに描出されるほか，敷石状変化を認めます。

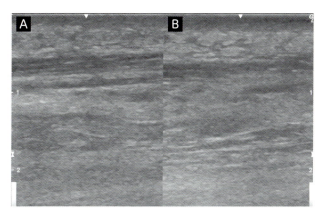

図2 蜂窩織炎でみられる皮下組織の肥厚
A：正常像。
B：軽症の蜂窩織炎。正常像と比較して皮下脂肪の層が肥厚している。

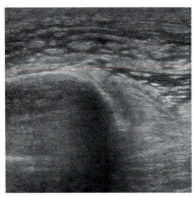

図3 皮下組織の敷石状変化
皮下に敷石状変化を認める。

皮下膿瘍（図4）：皮下膿瘍は，典型的には内部が低エコーになるとされますが，高エコーと低エコーが混ざり合った様々なパターンを呈することがあります。炎症によって肥厚した被膜によって囲まれる低エコー域を認めた時に，皮下膿瘍の存在を疑います。皮下膿瘍を認めた時には，その後の切開や穿刺ドレナージのため，近くに血管や神経などの構造物がないかを併せて確認しておくとよいでしょう。

壊死性筋膜炎：壊死性筋膜炎では，皮下組織の肥厚に加えて，組織内でのガス発生を反映した高エコー像（comet-tail appearance）や，筋膜上に4mm以上の厚さの液体貯留が観察されます。LRINEC score（表1）が6点以上となった場合には，壊死性筋膜炎を考慮・鑑別した方がよいと言われています。

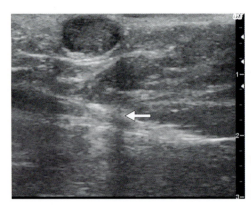

図4 皮下膿瘍
内部に低エコーと高エコーが混ざり合った，円形の腫瘤を認める。

表1 LRINEC score

血清CRP ≧ 15mg/dL	4点
白血球数 1万5,000～2万5,000/μL	1点
＞2万5,000/μL	2点
ヘモグロビン 11.0～13.5g/dL	1点
≦11g/dL	2点

血清ナトリウム＜135mEq/L	2点
血清クレアチニン＞1.6mg/dL	2点
血清ブドウ糖値＞180mg/dL	1点

〔Wong CH, et al：The LRINEC (Laboratory Risk Indicator for Necrotizing Fasciitis) score. Crit Care Med. 2004；32 (7)：1535-41.より引用〕

簡単♪　初心者こそCTよりまずエコー！

　蜂窩織炎で皮下膿瘍の合併がある場合，治療は抗菌薬投与のみでは不十分で，ドレナージが必要になります。そのため，膿瘍形成があるかを判別することは，臨床的に意義は大きいと考えられます。皮下膿瘍があるかないかの判別は，臨床所見だけでの鑑別では不正確だとする報告があります[1]。ですから，蜂窩織炎に対してエコーを行うにあたって最も大きな意義は，特に"自覚症状に乏しい皮下膿瘍（occult abscess）"を発見することにあると言えます[2]。

　身体診察にエコーを追加して行うことで，皮下膿瘍に対する感度96.2%，特異度82.9%，陽性尤度比5.63，陰性尤度比0.005に[3]，陽性的中率は93%，陰性的中率は97%に[1]上昇すると報告されています。

　皮下膿瘍を同定するテクニックは難しくありません♪　初心者であっても30分程度の短時間のトレーニングを受ければ，感度99.2%，特異度95.5%で皮下膿瘍の有無を診断するテクニックを獲得できるという報告もあります[4]。

まとめ（軟部組織感染症）

- 蜂窩織炎患者を診たら，皮膚軟部組織エコーで皮下膿瘍を検索！
- 皮下膿瘍を探す超音波は難しくない！
- 皮下膿瘍を発見したら，ドレナージの際に注意を要する血管や神経などの構造がないか併せて評価！
- LRINEC score6点以上の場合には，壊死性筋膜炎の可能性も考慮する！

推奨文献

1) Squire BT, et al：ABSCESS：applied bedside sonography for convenient evaluation of superficial soft tissue infections. Acad Emerg Med. 2005；12(7)：601-6.
2) Chen KC, et al：An overview of point-of-care ultrasound for soft tissue and musculoskeletal applications in the emergency department. J Intensive Care. 2016；4：55.
3) Barbic D, et al：In patients presenting to the emergency department with skin and soft tissue infections what is the diagnostic accuracy of point-of-care ultrasonography for the diagnosis of abscess compared to the current standard of care？ A systematic review and meta-analysis. BMJ Open. 2017；7(1)：e013688.
4) LaDuke M, et al：Ultrasound Detection of Soft Tissue Abscesses Performed by Non-Physician U.S. Army Medical Providers Naïve to Diagnostic Sonography. Mil Med. 2017；182(3)：e1825-e1830.
5) Subramaniam S, et al：Point-of-care Ultrasound Diagnosis of Abscess in Skin and Soft Tissue Infections. Acad Emerg Med. 2016；23(11)：1298-306.

皮下異物

症例 ▶ 34歳，男性。釘刺創。

工事現場で作業中，誤って釘をネイルガンで右大腿部に打ち込んでしまった。釘を抜くことができず，救急外来を受診した。

研修医　レントゲンを撮影して，釘が大腿にあることはわかりました。でも，表面には小さな傷しかなくて，釘は全然見えないから取り出せないんです…。

上級医　表面からは全然見えないし，傷口からどの方向に向かって入ったかわからないねぇ。

研修医　これは大きく傷を開けて抜去しないといけないと思うので，手術室へ連絡しておきます！

上級医　その前に，エコーガイド下で摘出できないかな？　一緒にやってみようか。

➡

こんな時に行いたい皮膚軟部組織エコー（皮下異物）

- 皮下にある異物の検索
- 皮下異物摘出の際のガイド

どのように皮下異物を検索・評価するか？

プローブの選択

　異物がある位置によって，使用するプローブを選択します。皮膚直下にある場合には，高周波のリニアプローブを用います。深い位置にある可能性が考えられる場合には，コンベックスプローブも利用します。

　開放創を評価する場合には，ゼリーやプローブで創部を汚染しないように透明なフィルムやテープ（テガダーム™など）で覆ってから行いましょう。

注意すべき所見（図5）

　エコーでは，もちろん異物の存在を示す所見があるかどうかを探しにいきます。一般に組織内にある異物は高エコーに描出されますが，異物の素材，大きさ，迷入してからの時間などの因子によって，エコー所見に違いが生じることがあります。異物の周りに炎症が起こると，異物を取り囲む高エコー域のhalo ringが認められることがあります。

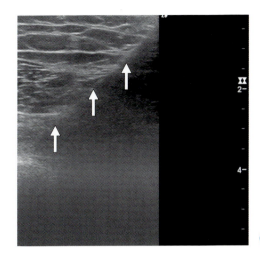

図5 皮下異物：皮下に迷入した釘

皮下異物の評価におけるピットフォール

皮下異物の存在診断だけでなく，異物の場所を正確に把握してエコーガイド下で摘出するなど，治療の補助に利用することもできます。**ただし，異物があってもエコーでは描出できないこともあるので，エコー所見を過信してはいけません。**

Point 2mm未満の小さな異物や，骨に隣接しているような異物は検出困難なことがあるから注意してね！

皮下膿瘍を認めた際，膿瘍形成の原因が皮下異物であることもあります。そのため，皮下膿瘍を発見した時には，膿瘍内の性状をしっかりと観察することも重要です。

エコーガイド下で異物摘出できる？

皮下異物を検索する際，エコーを利用することで異物の発見率が上昇するとの報告があります[1]。特に木片やガラスなど，X線透過性の異物の評価では，X線撮影等の古典的な画像検査と同等か，それ以上の有用性があるとも言われています[2,3]。

皮下異物を検索する精度を，エコーとCTで比較した研究では[4]，木片やプラスチック片ではエコーのほうが明瞭に描出でき，金属や石・ガラスの描出ではエコーとCTで差がなかったと報告されました。しかし，この研究では，異物が皮下の深い位置にあると，エコーでの描出が難しくなる可能性が指摘されています。異物の性状・位置によって検査方法を変えることが重要だろうと考えられます。システマティックレビューでは，エコーによる皮下異物の検索は，感度72％，特異度92％と報告さ

れています[2]。

　異物の存在診断だけでなく，エコーガイド下での摘出にも利用することで，摘出時に必要な創を小さくするなど，患者さんへの侵襲を小さくできる可能性も考えられています。

まとめ（皮下異物）

- 皮下異物の評価に軟部組織エコーは有用！　ただし，検査の感度は必ずしも高くないので，過信は禁物！
- 木片やガラスなどX線で映りにくい異物の検索には，エコーも有用
- 異物の存在診断だけでなくエコーガイド下で摘出するなど，治療にも使える！

推奨文献

1) Chen KC, et al：An overview of point-of-care ultrasound for soft tissue and musculoskeletal applications in the emergency department. J Intensive Care. 2016；4：55.

2) Davis J, et al：Diagnostic Accuracy of Ultrasonography in Retained Soft Tissue Foreign Bodies：A Systematic Review and Meta-analysis. Acad Emerg Med. 2015；22(7)：777-87.

3) Whitson MR, et al：Ultrasonography in the emergency department. Crit Care. 2016；20(1)：227.

4) Haghnegahdar A, et al：Comparison between Computed Tomography and Ultrasonography in Detecting Foreign Bodies Regarding Their Composition and Depth：An In Vitro Study. J Dent (Shiraz)．2016；17(3)：177-84.

（内倉淑男，森　浩介）

13 胸痛

> **これだけできれば大丈夫　胸痛時エコー！**
> - 心嚢液貯留を見逃さない
> - 4 killer diseases（ACS，大動脈解離，肺塞栓症，気胸）で認めるエコー所見を理解する

症例

▶ 70歳，男性。前胸部痛。

受診30分前から冷汗を伴った前胸部痛あり。
血圧150/88mmHg，脈拍96/分，体温36.6℃，SpO₂99％（室内気），呼吸数22/分。
逆流性食道炎にてプロトンポンプ阻害薬の投薬を受けている。

研修医　○○さん，今日はどうしました？

患者　食後にテレビを見ていたら急に胸に痛みが出てきたので，怖くなって飛んできました。普段も胃酸がこみあげてくる症状があって痛むことはあるんですが，今回はなんだか違うような気がして…少し痛みはよくなってきているのですが……

研修医　そうですか（心筋梗塞だったらやだな…）。看護師さん，心電図お願いします。レントゲンも撮りたいので，技師さんを呼び出してください。

―

研修医　よかった！　心電図にはST変化はなさそうだ。まずは一安心。きっといつもの逆流性食道炎の症状じゃないかな。

上級医　**胸痛の原因は本当に逆流性食道炎なの？　ほかに鑑別はないの？**　➡ E1

研修医　採血結果出るまで1時間かかりますし，技師さんも来院まで30分かかるらしいですし…。これ以上何しろって言うんですか！　先生いつもじっくり考えろって言ってるじゃないですか！

上級医　その通り！　でも，**緊急性の高い恐い疾患がまだ除外されてないよね？**　採血結果が出るまで時間あるから，エコーでもしてみようか。　➡ E2

研修医　先生，夜は優しいですね…

こんな時に行いたい胸部エコー

- これさえ覚えれば大丈夫！　鑑別疾患とエコー所見の対応（表1）。

表1 胸痛の鑑別疾患とエコー所見

疾患	当てる場所	エコー所見
大動脈解離 （☞p50〜51）	傍胸骨（長軸・短軸），心尖部（4ch），心窩部	心嚢液貯留
	傍胸骨（長軸），心尖部（5ch）	AR，上行大動脈径の拡大
	傍胸骨（長軸）	下行大動脈のflap
	頸動脈	動脈解離の有無
肺塞栓症 （☞p48〜49）	傍胸骨（長軸・短軸）	D-shape，右室＞左室
	心尖部（4ch）	McConnell's sign，右室＞左室，右心内の血栓
心タンポナーデ （☞p51〜52）	心窩部，傍胸骨（長軸・短軸）	心嚢液貯留
	心尖部（4ch），心窩部	右室の拡張期虚脱
心膜炎	心窩部，傍胸骨（長軸・短軸）	心嚢液貯留
気胸（☞p60〜62）	前胸部	lung sliding，lung point
肺炎（☞p62〜64）	胸部（前胸部，側胸部，背部）	局所のB-lineの存在，lung consolidation (tissue-like sign)，dynamic air bronchogram
心不全 （☞p45〜46）	傍胸骨（長軸・短軸），心尖部（4ch）	壁運動の低下
	両側胸部	胸水貯留
	心窩部	IVC緊満
	両側胸部	B-line
腹部大動脈瘤・解離 （☞p31）	腹部	大動脈径＞30mm，flap
胆嚢炎（☞p69）	腹部	胆石，debris
	腹部（肋間）	胆嚢前壁の壁肥厚≧4mm
	腹部（肋弓下）	sonographic Murphy's sign

胸痛に対するエコーをどのように行うか？

　胸痛は，救急外来でもよく遭遇する主訴の1つです。致死的胸痛疾患として，急性心筋梗塞，肺塞栓症，急性大動脈症候群，緊張性気胸，心タンポナーデなどが挙げられます。バイタル不安定な患者さんについては"ショック"の項に譲り（☞p166），ここでは安定している状態の胸痛を扱います。ただし，安定しているとはいえ，いつ急変するかわからないので，胸痛は怖いですよね。いずれにしろ，原因疾患は早めにチェックを進めておきたいところです。

　致死的な胸痛疾患以外には，胸膜痛を起こす肺炎や気胸，内臓痛を起こす心外膜炎，胆石症，胆嚢炎・胆管炎，胃十二指腸潰瘍，逆流性食道炎などが鑑別に挙がります。それ以外の筋骨格系の肋骨骨折などは，体動時痛や外傷歴などの病歴と身体所見で簡単に鑑別が絞れます（☞p115）。

　では，さっそく実際のワークアップの一例を見ていきましょう！

step1：心電図でSTEMIを除外

　まずは，ST上昇型心筋梗塞（ST elevation myocardial infarction：STEMI）ではないことを確認しましょう。胸痛において，やはり急性心筋梗塞，とりわけSTEMIを見逃さないことが重要ですので，すぐに12誘導心電図を取りましょう。

　STが上がっていれば，STEMIを疑います。ただし，Stanford A型の大動脈解離（以下，A型大動脈解離）で冠動脈を巻き込んでいると二次的に急性心筋梗塞を起こすことがあります。Haganらの報告（JAMA，2000）では，A型大動脈解離の13／444例（4.8％）でST上昇やQ波などが見られました[1]。Bossoneらの報告（Am Heart J，2016）では，A型大動脈解離2,704例のうち，心筋梗塞を疑う心電図変化が172例（8.2％）見られました[2]。頻度としてはそれほど高くないものの，大動脈解離としての対応が遅れると致死的になるので常に注意が必要です。そのため，傍胸骨からの長軸／心尖部のエコーで図1のようなA型大動脈解離らしさがないかを確認します。なければ，step2へ進みましょう。

　一方，STEMIでなければ詳細な病歴や身体所見を取りにいきましょう（後述）。ただし，non-STEMI（NSTEMI）だったとしても，バイタルが安定していて胸痛が落ち着いていれば，24時間以内にPCIを行えばよいとされています。

　帰宅可能かどうかはclinical decision ruleを参考にします。なお，血液検査ができない施設では，疑えば血液検査可能な病院へ転送します。

　プライマリケアの現場でのエコーは「局所的に壁運動悪いかな？」というrule-inには使えても，rule-outに使用するのは危険です。

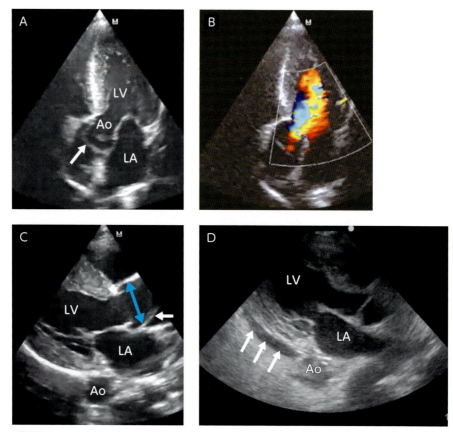

図1 大動脈解離を疑う主な所見
A：心尖部五腔像。上行大動脈の flap を認める。
B：心尖部五腔像。大動脈解離に伴う AR（大動脈弁閉鎖不全）。カラードプラで，上行大動脈から左室に逆流像が見られる。
C：傍胸骨長軸像。上行大動脈の拡大（青矢印）と flap（白矢印）を認める。
D：傍胸骨長軸像。心嚢液の貯留を認める。

step2：STEMI 以外の怖い胸痛の除外

　ここからは，これまで臓器別に勉強したエコーの技術を結集して，怖い胸痛のワークアップを行います。具体的には心臓，肺，下大静脈（IVC）のエコーが中心です。

　傍胸骨長軸像／短軸像（図2）：ここでは，step1で行ったA型大動脈解離らしさのチェックに加えて，長軸像で心臓の奥に見える下行大動脈にも目を凝らしてみましょう。もし flap が見えれば，それは下行大動脈の解離です（図2A）。そんな時は胸腔にエコーを当ててみて，左胸腔に限局した液体貯留があればより大動脈解離らしいです。flap の有無にかかわらず，大動脈解離を疑えばエコー所見が正常でも除外はできませんので造影CTは必須です。

　また，心嚢液（図2B）に関しては心筋炎や心外膜炎でも溜まりうることは知っておきましょう。傍胸骨長軸像で右肩に向けていたプローブマーカーを90°時計回りに rotate して短軸像を出すことで，図2C のような D-shape の有無を確認します。こ

れは，右室系の圧が高くなっている時に見られる所見で，肺塞栓症を想定するものでした．同時に局所の壁運動異常がないかも確認します．

心尖部四腔像（図3）：心尖部から四腔像を評価してみましょう．図3Aのように，収縮期に中隔が左室側に偏位していることも，やはり右室系の圧が高くなっ

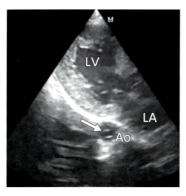
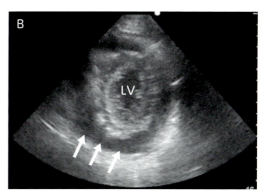
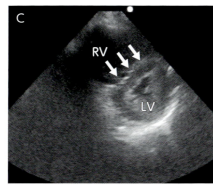

図2 傍胸骨長軸像／短軸像
A：傍胸骨長軸像．下行大動脈のflap．
B：傍胸骨短軸像．全周にわたり心嚢液が貯留している．
C：傍胸骨短軸像．肺塞栓症を想定するD-shape．

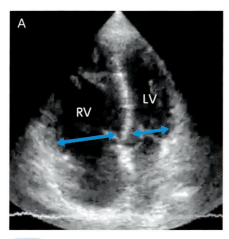
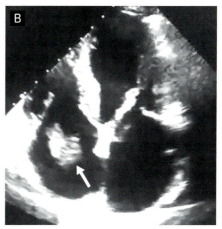

図3 心尖部四腔像
A：RVの拡大
B：右房内の血栓

ている時に見られる所見です。図3Bのように心腔内に血栓がふわふわしていることが確認できればより肺塞栓症らしいですが、経胸壁エコー法 (transthoracic echocardiography：TTE) での血栓の感度は20〜30%程度と言われています。McConnell's signも肺塞栓症で見られる所見ですが、見慣れないとわかりづらいかもしれません[3]。このMcConnell's signについては、後述します。もし上記のような肺塞栓症を疑う所見があれば、下肢のDVT検索も行いましょう (☞p107)。

四腔像を見た時には、併せて壁運動もチェックしましょう。ただし、壁運動の局所の低下の評価は難しいので、あくまでもrule-inに用いていることを意識しないといけません。心臓の基部の動きは良いのに心尖部の動きが悪いとなれば、たこつぼ心筋症を疑います。ただし、たこつぼ心筋症はLAD領域の心筋梗塞が鑑別になるので、見つけたら心電図を再検することをおすすめします。

心窩部 (図4)：IVC径と虚脱の程度を確認します。心不全では緊満している所見が見られることが多いです。肺塞栓症や緊張性気胸でもIVCは緊満していますが、バイタルの安定している肺塞栓症や気胸では、IVCが緊満するとは限りません。あくまでも、参考の1つに考えておいてください。大動脈のflapもチェックをお忘れなく。

頸動脈，肺野，胸腔 (図5〜図7)：ここまで、セクタプローブを用いて大動脈の評価をいろいろと行いましたが、あくまでも見えているのはごく一部です。ここで、筆者はリニアプローブに変更し、頸動脈の解離がないかもチェックします。図5のように、頸動脈の解離は比較的評価しやすいのでおすすめです。次に、リニアプローブを前胸部に当て、気胸の有無も評価します (☞p60)。余裕があれば、両側の胸腔にセクタまたはコンベックスプローブを当ててみましょう。胸水の有無をチェックします (図6)。この際、肺炎で見られるlung consolidation (tissue-like sign、図7A)、dynamic air bronchogram (図7B) などの所見のチェックも一緒に行います (☞p155)。

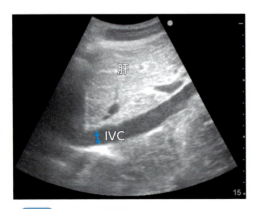

図4 IVC：心窩部

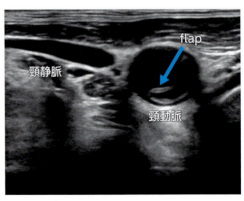

図5 頸動脈の解離

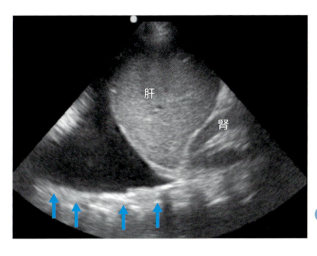

図6 胸水：右胸腔
spine sign陽性（☞p15）。

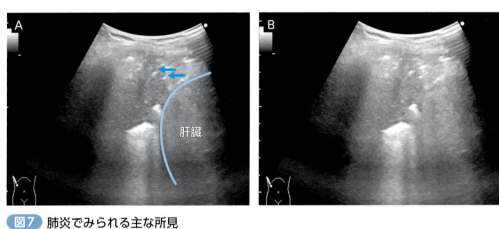

図7 肺炎でみられる主な所見
A：lung consolidation (tissue-like sign)
B：dynamic air bronchogram

step3：それ以外の胸痛（心窩部痛）の原因の検索

　エコーでチェックできる範囲で，致死的になりうる鑑別疾患について評価してきました。ここまでくれば一安心ですね。まだエコーで評価していないものは，消化器疾患，腹部大動脈です。

　次は，腹部エコーでまずは腹部大動脈瘤の有無を（☞p31），続いて胆石，胆嚢炎，胆管炎を評価します（☞p69）。その際，肝臓も見ておきましょう。肝膿瘍や肝細胞癌の破裂は，痛みの原因になることがあります。それらを評価して，診断として妥当なものが見つかればその治療へと進むわけですが，見つからなければ内視鏡やCTを含めたさらなる精査を検討します。

McConnell's signって？ 肺塞栓症なの？？

先ほどの"McConnell's sign"ですが，聞き慣れないなと思った方も多いかもしれません。もともと，1996年にMcConnellらが，右室の壁運動が心尖部のみ保たれてその他の部分は低下しているエコー所見（図8）を，肺塞栓症に特異的な所見として報告したことに端を発しました[3]。これは，特異度96〜100％とされていました。その後追試が行われ，慢性的な肺高血圧を起こすような慢性閉塞性肺疾患（COPD）などでも見られるということが報告されるようになり，必ずしも肺塞栓症に特異的ではないことがわかってきました。ただし，臨床的に肺塞栓症を疑う状況でMcConnell's signが見られたら，より"らしい"所見と言えます。

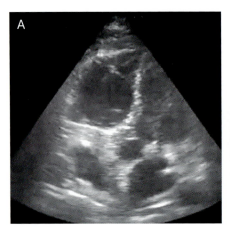 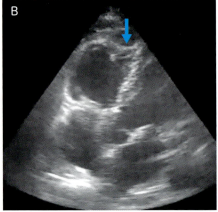

図8 肺塞栓症でみられるMcConnell's sign：心尖部四腔像
A：拡張期
B：収縮期。心尖部の壁のみ収縮している。

胸痛ワークアップのアルゴリズム

さて，これまでの流れをまとめたフローチャートを示します（図9）。これが覚えられれば，これから胸痛は怖くなくなるはずです！

killer diseasesを見逃さない！

心筋梗塞の病歴・身体所見

心筋梗塞らしさを上げる／下げる病歴・身体所見について表2にまとめました[4]。
また，Rubini Gimenez Mら（JAMA Intern Med, 2014）が胸痛を主訴にERに受診した患者を対象とした前向きの多施設研究を発表しています[5]。この研究では，

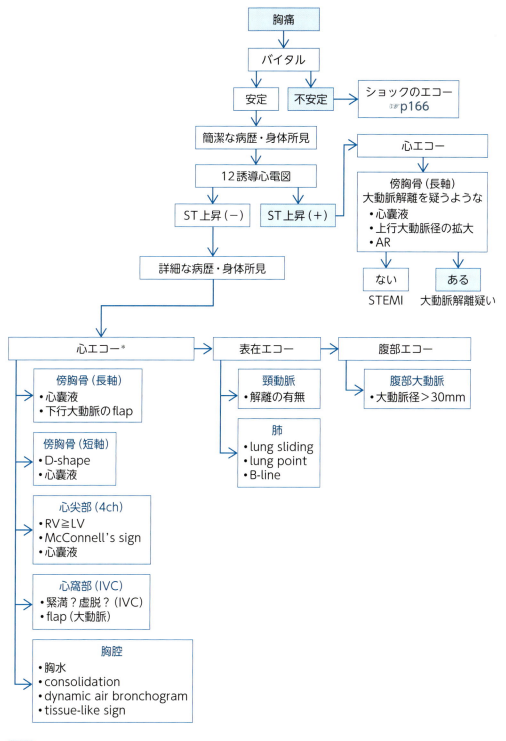

図9 胸痛ワークアップのフローチャート

＊：どのviewでも壁運動は必ずチェックする。

表2 心筋梗塞らしさを上げる／下げる病歴・身体所見

心筋梗塞らしさを上げる病歴・身体所見	LR（95％CI）
右腕／肩への放散痛	4.7（1.9〜12）
両腕／肩への放散痛	4.1（2.5〜6.5）
左腕への放散痛	2.3（1.7〜3.1）
運動で増強	2.4（1.5〜3.8）
発汗を伴う	2.0（1.9〜2.3）
嘔気・嘔吐を伴う	1.9（1.7〜2.3）
過去の狭心症より悪い，過去の心筋梗塞に似ている	1.8（1.6〜2.0）
押されるような胸痛	1.3（1.2〜1.5）

心筋梗塞らしさを下げる病歴・身体所見	LR（95％CI）
胸膜炎様の痛み	0.2（0.1〜1.5）
体位による胸痛	0.3（0.2〜0.5）
鋭い，または刺すような胸痛	0.3（0.2〜0.5）
触診で再現される胸痛	0.3（0.2〜0.4）
乳房下部痛	0.8（0.7〜0.9）
運動で増強しない	0.8（0.6〜0.9）

（文献4より一部引用）

男女別に病歴・身体所見の尤度比を検討していますが，性別で多少差異はあるものの，表2（JAMA，2005）とほぼ同様の結果でした。

low riskならACSでも帰宅可能？

急性冠症候群（acute coronary syndrome：ACS）を疑う患者さんが来た時にST上昇があれば迷うことはないのですが，ST上昇がなくてもnon-STEMIや不安定狭心症（unstable angina pectoris：UAP）の可能性は残るので，帰宅させてもいいのか判断に困りますよね。予後予測のスコアとしてTIMIスコアやHEARTスコアがありますが，これらは「この患者リスクは低そうなんだけど帰していいの？」ということには答えてくれません。そこで，最近発表されているclinical decision ruleでは，病歴や身体所見でのリスクの見積もりに加えて，心筋逸脱酵素を時間経過も含めて評価することで，よりリスクの低い患者を判断し帰宅可能かを判別しようとしています。Vancouver，ADAPT，EDACSなどがclinical decision ruleとして有名ですが，ここではEDACSを紹介します。

EDACS：高齢化の進んだわが国において，海外の研究は年齢の時点でリスクが高いと見積もられ，結局年齢以外の他の要素で総合的に判断することになるスコアリングが多いのが実情です。EDACS（Emergency Department Assessment of

Chest pain Score) は表3に示すように年齢と病歴と身体所見で点数化します。年齢は46〜85歳の間では5歳ごとに加点され，よりわが国の実臨床に即しているのが，他のclinical decision ruleとの違いです。これに加えて，来院時と2時間後の血液検査（トロポニン採血）と12誘導心電図の結果を加えたものをEDACS-ADP（Accelerated Diagnostic Pathway）と呼び，リスクをlow riskとそれ以外に分け，帰宅可能かを判断します（表4）[6]。

　追試の結果では，EDACSだけでは30日以内の大きな循環器疾患発症予測の感度は71%（95%CI：59〜80）といまいちですが，EDACS-ADPでは感度100%（95%CI：94〜100）だったという結果が出ています[7]。他のclinical decision ruleと比較も行われ差がないとされており（Thanら，2016），「循環器医はいないけど血液検査はできる」といった施設で困った時に参考にしてください。

表3　EDACS

年齢（歳）	18〜45	+ 2
	46〜50	+ 4
	51〜55	+ 6
	56〜60	+ 8
	61〜65	+ 10
	66〜70	+ 12
	71〜75	+ 14
	76〜80	+ 16
	81〜85	+ 18
	＞86	+ 20
性別	男性	+ 6
	女性	0
18〜50歳の場合	CADが指摘されている，または心血管リスク＊≧3	+ 4
症状	発汗	+ 3
	腕または肩に放散する痛み	+ 5
	呼吸で増悪する痛み	− 4
	圧痛を認める	− 6

＊：CADの家族歴，高血圧，脂質異常症，糖尿病，喫煙

表4　EDACS-ADP

low risk（3つとも満たす）	・score＜16 ・虚血性の心電図変化（−） ・来院時および2時間後のトロポニンが両方陰性
low riskではない	low riskを満たさない場合

（文献6より作成）

大動脈解離と二次性心筋梗塞

さて，これまで「STEMIを見た時は大動脈解離も疑え！」という話を再三してきました。かく言う筆者も，研修医時代は「大動脈解離に伴う心筋梗塞は右冠動脈が巻き込まれることが多いからⅡ，Ⅲ，aVFのST上昇を見たら右誘導の心電図をチェック！」と教えられてきました。実際のところ，大動脈解離を起こした時の冠動脈の巻き込まれ方に傾向はあるのでしょうか？ A型大動脈解離211例のうち40例が心筋梗塞を示唆する心電図変化を認め，そのうち24例が冠動脈に病変を伴っていたと報告があります（Neri Eら，2001）。その内訳としては，右冠動脈11例，左冠動脈9例，両側冠動脈4例という結果でした。また，わが国では，A型大動脈解離196例のうち，12症例が冠動脈に病変を伴っており，その内訳としては，右冠動脈病変8例，左冠動脈病変2例，両側の冠動脈病変2例認めたという結果でした（Kawahito Kら，2003）。これらを見る限り左冠動脈に病変がある場合も少なからずあることから，ST上昇を見た時は常に大動脈解離を念頭に置く必要がありそうです。

まとめ

- 系統的かつポイントを絞ったエコーで，怖い鑑別にあたりをつけよう！
- ACSにおいてエコーはrule-inの役割。疑うならば血液検査は必須！
- STEMIでは大動脈解離の否定を！

推奨文献

1) Hagan PG, et al:The International Registry of Acute Aortic Dissection (IRAD):new insights into an old disease. JAMA. 2000;283(7):893-903.
2) Bossone E, et al; IRAD Investigators:Shock complicating type A acute aortic dissection: Clinical correlates, management, and outcomes. Am Heart J. 2016;176:93-9.
3) McConnell MV, et al:Regional right ventricular dysfunction detected by echocardiography in acute pulmonary embolism. Am J Cardiol. 1996;78(4):469-73.
4) Swap CJ, et al:Value and limitations of chest pain history in the evaluation of patients with suspected acute coronary syndromes. JAMA. 2005;294(20):2623-9.
5) Rubini Gimenez M, et al:Sex-specific chest pain characteristics in the early diagnosis of acute myocardial infarction. JAMA Intern Med. 2014;174(2):241-9.
6) Than M, et al:Development and validation of the Emergency Department Assessment of Chest pain Score and 2 h accelerated diagnostic protocol. Emerg Med Australasia. 2014;26(1):34-44.
7) Flaws D, et al:External validation of the emergency department assessment of chest pain score accelerated diagnostic pathway (EDACS-ADP). Emerg Med J. 2016;33(9):618-25.
8) Reed GW, et al:Acute myocardial infarction. Lancet. 2017;389(10065):197-210.
9) Hinson JS, et al:Risk of Acute Kidney Injury After Intravenous Contrast Media Administration. Ann Emerg Med. 2017;69(5):577-586.

（瀬川　翔）

14 腹痛

> **これだけできれば大丈夫　腹痛時エコー！**
> - 腹部大動脈瘤の有無をチェック
> - エコー所見の感度，特異度が高い腹部疾患をおさえる

症例
▶88歳，女性。腹痛。
血圧110/89mmHg，脈拍98/分，呼吸数24回/分，体温37.3℃。
既往症は特になし。
認知症があり施設で介護を受け暮らしている。朝から少し顔色が悪いのを，訪問した家族が気にしていた。お腹をさするようにして顔をしかめており，改善がないため心配になった家族が職員とともに病院へ連れてきた。

患者家族　今日はなんだか調子が悪そうで，お腹を押さえて顔をしかめているんです。

研　修　医　確かに，お腹を押されると痛そうにされますね。ほかに変わったところはありますか？

施設職員　2日くらい便が出ていないんですけど，出ない時は1週間くらい出ないので…

研　修　医　（うーん，聴診でも蠕動音が低下しているみたいだな…ただの便秘かなぁ？でも高齢だし，ちょっと心配だな。そういえば，**急性腹症にはエコーが使える**，ってこの前習ったっけ…）　➡ E1

患者家族　先生，大丈夫なんでしょうか？　心配だから，詳しく検査して調べてもらえませんか？

研　修　医　そうですね。この場ですぐにできる検査があるので，やってみましょう！

患者家族　そうなんですか？　お願いします。

こんな時に行いたい腹部エコー

以下の疾患を疑う時：
- 腹部大動脈瘤切迫破裂
- 尿管結石
- 虫垂炎

- ●腸閉塞
- ●胆嚢炎／胆石疝痛
- ●胆管炎
- ●尿閉
- ● (小児なら) 腸重積

腹痛エコーのピットフォール＆パール

　各項目でのプローブ操作については，各論の解説を参照してください。救急外来で鑑別すべき疾患は多岐にわたりますが，エコーで比較的正確に，そして簡単にその有無を評価できるものを知っておく必要があります。ここでは，上に挙げた適応の中から特に重要なものを解説していきます。

腹部大動脈瘤 (☞p31)

　エコーでの感度，特異度ともに95％以上と非常に優れています。腹痛で，特にショックバイタルの患者さんをみたら，まず腹部大動脈を観察することから始めてください。

　ピットフォール：感度，特異度とも非常に高い腹部大動脈瘤のエコー所見ですが，これらはいずれも"全領域が観察できれば"の話です。大動脈の腹側には，腸管があります。腸管ガスのアーチファクトで，大動脈が観察しにくいことがよくあります。緩徐な圧迫によって腸管を脇へ避けて，その奥にある大動脈を観察するようにしましょう。頭側をどこまで追いかければよいかについて明確な基準はありませんが，瘤は腎動脈より尾側に多いので，尾側は必ず大動脈分岐部より遠位まで追うようにしましょう。

　また，観察する時は，必ず短軸で行います。長軸だけの観察の場合，真性瘤ならば見逃すことはありませんが，仮性瘤の場合，瘤が大動脈から横に飛び出したような形態を取り，長軸では見逃してしまう可能性があります (図1A)。短軸で観察すれば，どちらの場合でも見逃すことはありませんので，短軸での観察を基本にするとよいでしょう (図1B)。

　パール：大動脈は，多くの人でちょうど臍の高さで分岐しています。臍は陥凹によって後方にアーチファクトを引きやすく，直下の構造物の観察がしにくくなります (図2)。しかし，見えにくいからといって観察を怠ると，結局「全領域が描出できない！」ということになり，せっかくのエコー検査の特性が発揮されません。そこで，臍のアーチファクトを回避するため，以下のいずれかの方法で臍のアーチファクトによる観察不良を回避し，大動脈の全領域をシームレスに評価します。

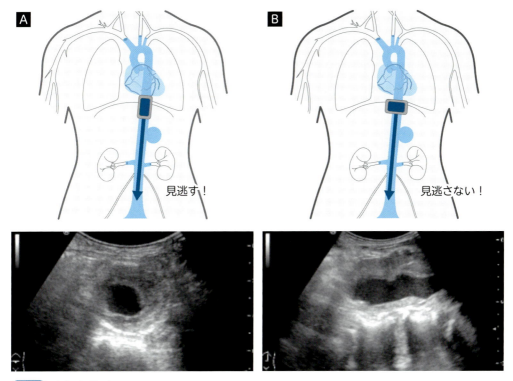

図1 腹部大動脈のスキャン
A：長軸。プローブを大動脈と平行にスキャンすると，囊状瘤を見逃すことがある。
B：短軸。大動脈と直交する平面でプローブをslideすれば，見逃しは避けられる。エコー画像では，壁在血栓により内腔径は正常に見えるが，実際には大動脈は拡張している。

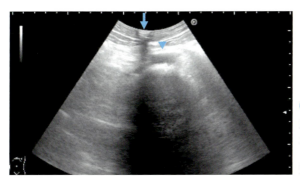

図2 臍のアーチファクト
臍部の後方は空気によりビームが届かず描出不良となりやすい（矢印）。臍は大動脈分岐部（矢頭）近くに位置している。

① 正中ではなく臍のやや左，あるいは右にプローブをずらして，プローブをrockして少々斜めから大動脈を観察する。

② 臍の頭側まで観察したら，見下げるようにしてフットプリントを尾側に傾けながら分岐するところを観察する。次に臍の尾側にプローブを当てて，見上げるようにフットプリントを頭側に向けて，分岐の手前から分岐後までを観察する。こうすることで，分岐前後の全領域を観察できる（図3）。

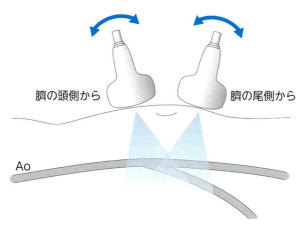

図3 臍のアーチファクトの回避

臍の頭側，尾側でプローブをtiltし，分岐部付近の大動脈をくまなくスキャンする。

尿管結石

　救急外来での第一選択は，長い間CTスキャンと考えられてきました。今でもこのプラクティスは根強く，妥当性もありますが，エコーによる評価を先行させることで被曝を減らすことができると考えられており，症例を選べば安全に施行できます。ポイントはたった1点"水腎の評価"です（☞p24）。

　ピットフォール：どんなに熟練した救急医でも，水腎の評価は難しいものです。しっかりとした教育プログラムを受けても，やはり1割程度の水腎を見逃すと考えられています。ましてや，慣れていない術者であれば2〜3割程度の見逃しは当たり前でしょう。自分の観察眼を過信してはいけません。常に「見逃している可能性があるぞ！」と自分に言い聞かせてエコーを当てましょう。また見逃しだけでなく，腎門部の血管や腎嚢胞，腎外腎盂を水腎と間違えることもあるので，「水腎がありそうだけどちょっと自信ないな…」と思った時は，無理にエコーだけで評価を完了する必要はありません。水腎症は尿管結石の間接所見であり，"推定診断"でしかありません。その判断はどうか慎重に（☞p26〜27）！

　パール：腎門部のエコーフリースペースが拡張した腎盂かどうか迷った時は，カラードプラをかけることで腎門部の血管との区別が可能になります。ただし，腎外腎盂や腎嚢胞はこの方法では見分けることができませんのでご注意を！　腎嚢胞は腎盂との連続性を見ることで区別することができますが，嚢胞が腎盂のすぐ隣に位置する"傍腎盂嚢胞"の場合は，区別が難しいこともあります（図4）。

　FASTでモリソン窩や脾周囲を観察する時と違って，その奥にある腎臓は観察が難しいこともあります。疼痛はあると思いますが，患者さんが体位変換可能な状態なら腹臥位になってもらって，腎生検の時のように背側から腎臓を観察する方法も選択肢として持っておきましょう。

　また，尿管結石を疑った際には基本的に水腎だけを評価すればよいのですが，オマケとして，尿管結石を直接描出する方法もあります。観察が容易なのは，嵌頓が多い

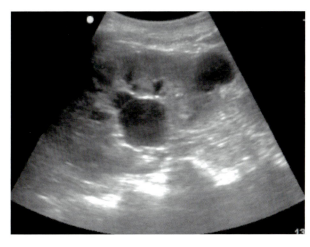

図4 傍腎盂嚢胞
腎盂近傍に位置する腎嚢胞。腎門部にエコーフリースペースを生じ，水腎症と類似する所見を呈している。

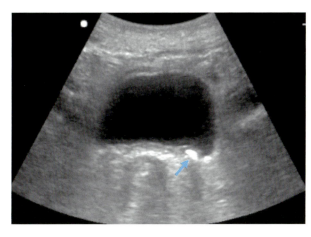

図5 尿管膀胱移行部に嵌頓した結石
尿管口に一致した部位に高輝度の構造物が確認される。後方には音響陰影を伴っている。

尿管膀胱移行部です。膀胱を観察する時に，痛みのある側の尿管口に高輝度の結石（図5）が描出されたらしめたもの！ 一発診断です。しかも，この部位に嵌頓した結石は自然排石が期待できますので，尿路感染の徴候がなく，痛みのコントロールさえつけば，安心して患者さんに帰宅してもらうことができます。もちろん，再診指導とフォローアップは忘れずに！

急性虫垂炎（☞p83）

被曝をできるだけ抑えたい小児での有用性が高いだけでなく，大人でもCTが撮れない環境では威力を発揮します。虫垂描出の可否がすべてを左右します。

ピットフォール：虫垂炎といえば，ソーセージのように腫れた虫垂を想像する方が多いと思います。しかし，受診のタイミングや患者さんによっては，虫垂も根部から先端までが同じように腫脹しているとは限りません。根部だけが腫脹しているケースもあれば，先端だけが腫脹しているケース（図6）もあります。観察は，根部から盲端まですべて行って初めて正しい評価が可能です。特に，虫垂炎を否定するためには，

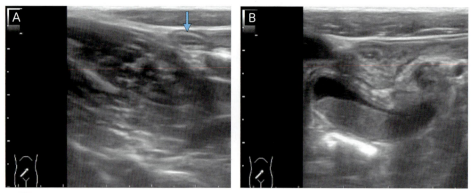

図6 虫垂炎
A：根部。正常の虫垂と同様の所見を呈している。
B：Aと同一患者の虫垂の盲端。内部にdebrisを伴う拡張が見られ，虫垂炎と診断できる。

全領域の観察が必須です。「虫垂炎だと思って拡張した管腔構造を追いかけていったら，右の腎盂にたどり着いた」，なんていうこともあります。

また，盲腸から分岐している虫垂ですが，盲腸の背側に回り込んでいる場合は，ガスのアーチファクトによりその描出はほぼ不可能です。正確な頻度は過去の観察研究により様々ですが，どうしても虫垂が見つからない場合，いたずらに時間をかけて他の疾患の鑑別が進まないよりは，ある程度探して"諦める"ことも大切です。

　パール：虫垂の探し方については，他項も参照してください。筆者の経験上は，①上行結腸を口側（尾側）に追い，盲腸の盲端を同定し，②そこから肛門側（頭側）にゆっくりとプローブを引き返し，盲腸の盲端とバウヒン弁分岐部の間で盲腸から分岐する虫垂を同定する，これが最も虫垂の同定効率が高い方法だと思います。上行結腸や盲腸は小腸と違いガス成分が多く，見え方に特徴がありますので，これを見慣れることが観察の初歩としては非常に重要です。

腸閉塞（☞p91）

　腸閉塞のエコー診断は，その後の方針決定を確実にスピードアップしてくれる技術ですので，ぜひ習得してもらいたい項目です。腸閉塞に必発（感度が高い）の所見と特徴的（特異度が高い）な所見がありますので，この二者を意識しながら施行することが大切です。また，腸閉塞やイレウスというのは必ずしも病気の本質ではなく，多くの場合は病気の"結果"です。「なぜ腸閉塞になってしまったのか？」，エコーで診断をつけた後に，その背景に考えを巡らせなければなりません。

　ピットフォール：エコーで拡張した腸管が見られなければ，腸閉塞を否定できるのでしょうか？　答えは"否"です。腸閉塞に対する"腸管径の拡張"の感度は，25mmをカットオフとして90％程度であり，10％程度は見逃す可能性があります。7～9mもある小腸のすべてを観察することは事実上不可能であり，腸管ガスに隠れて

見えない領域や，骨盤底に近い領域といった観察不良になりやすい部位で，closed loop形成などにより部分的に腸管拡張をきたしている場合などが見逃しの原因になります。ここでも，エコーの結果を過信せず，その限界を知っておくことで安全な医療が実施できます。

　パール：腸閉塞の所見で，よく"to and fro"という言葉を耳にします。腸管内容が前後に行ったり来たりして前に進まないという，腸閉塞でみられる所見です。腸閉塞に特異的な所見とする向きもありますが，より大切なのは，"蠕動の消失"です。実は，腸閉塞ではないウイルス性腸炎などにエコーを当てても"to and fro"のような所見が得られます。蠕動が落ちていれば内容物がうっ滞するので，このように見えます。腸閉塞では閉塞による腸管内の圧上昇で蠕動がしだいに落ちてくるので，内容物の動きよりも，腸管壁の蠕動が減少しているかに注目することが大事です。**プローブを動かさずにじっと観察し，腸管の径が蠕動により変化しないか目を凝らしましょう。**

腹水貯留

　FASTの項目（☞p7）で勉強した通り，エコーは100〜200mLの腹水貯留を検知することができます。貯留の原因は様々ですので，他の所見との兼ね合いで診断に結びつける必要があります。

　ピットフォール&パール：モリソン窩は，腹腔内の一番低い場所にあるため，腹水検出の感度が最も高いと考えられていますが，肝臓や腎臓の下極側にしかエコーフリースペースが見られないことがあります。右側腹部では，この部分の観察を怠らないようにしましょう。

　また，左側腹部ではエコーフリースペースを探す場所としてしばしば"脾腎間"という呼び方をされることがありますが，実際には"脾周囲"を探します。脾腎間には間膜があり，実際に液体が貯留するのはその両脇から脾臓の周囲にかけてだからです（図7）。

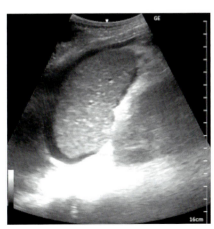

図7　脾周囲のエコーフリースペース
腎臓との間ではなく，脾臓の周囲に液体貯留が起こる。

男性の場合，膀胱直腸窩のエコーフリースペースを観察しますが，時に精嚢を腹水と見間違いますので注意が必要です。精嚢の場合，圧迫を加えても消失しませんが，凝血していない腹水なら圧迫で変形ないし消失がみられます。男性の場合も女性の場合も，膀胱周囲を併せて観察し，また短軸だけでなく，プローブを90°rotateした長軸でも観察をすることで，検出感度が高まります。

腹痛における原因検索のアルゴリズム

腹痛の患者さんを診るときは，痛みの部位によって鑑別疾患の順位も上下します。右上腹部にはっきりとした痛みがあるのに虫垂炎から検索し始めるのは妥当ではありませんし，左側腹部の痛みで胆嚢を優先的に観察するのも正しい順序とは言えません。前述の通り，腹痛に対するエコーのアルゴリズムは定まったものが存在しませんが，意識障害で病歴が聴取しにくい場合や局在の判然としない腹痛の場合は，緊急度が高く，またエコーが除外と診断の両方に有用な大動脈瘤の検索から始めるのがリーズナブルだと考えます。

図8にフローチャートを示しましたが，あくまでもこれは一例であり，患者さんの訴えによって検索の順序は柔軟に変えていく必要があります。

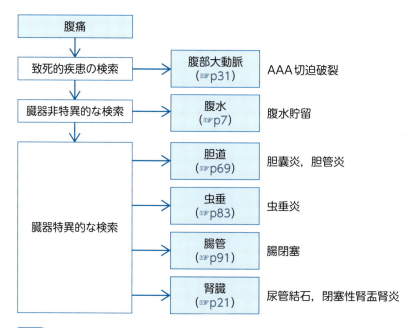

図8 腹痛における原因検索のフローチャート

エコーの検査特性を知っておこう

　腹痛を診療する際のエコー評価では，外傷のE-FAST，ショックのRUSHのように体系的に推奨されているプロトコルは存在しません。したがって，施行する際には個々の疾患に対するエコーの感度・特異度を認識しておく必要があります。表1に，ここまでの疾患や病態に対するエコーの検査特性をまとめましたので参考にしてください。冒頭で提示したような患者さんを診察する際にも，まずは腹部大動脈をスキャンし，所見がなければ腹水の検出や腸閉塞，胆嚢炎の所見，水腎症を検索し，原因の究明のためには次にどのような検査，治療を行うのが妥当かを判断するのが効率的と言えるでしょう。

表1 腹痛における主な原因の感度・特異度

	感度	特異度
大動脈瘤	99%	98%
胆嚢炎	83.7%	47.7%
虫垂炎	80%	92%
腸閉塞	91%[*1]	98%[*2]
水腎症	72.6% (92.7%[*3])	73.3%

＊1：腸管の拡張所見の感度
＊2：蠕動の低下所見の特異度
＊3：十分なエコートレーニングを受けた救急医によるもの

まとめ

- 腹痛のエコーはまず緊急度の高い腹部大動脈瘤から検索！
- 腹部大動脈瘤，尿管結石，腸閉塞，腹水貯留はすぐ評価できる！
- 虫垂炎が疑わしくて，余裕があるならじっくり探してみる
- それぞれの疾患に対するエコーの限界を理解しておこう

推奨文献

1) Rubano E, et al:Systematic review: emergency department bedside ultrasonography for diagnosing suspected abdominal aortic aneurysm. Acad Emerg Med. 2013;20(2):128-38.
2) Jang TB, et al:Bedside ultrasonography for the detection of small bowel obstruction in the emergency department. Emerg Med J. 2011;28(8):676-8.
3) Herbst MK, et al:Effect of provider experience on clinician-performed ultrasonography for hydronephrosis in patients with suspected renal colic. Ann Emerg Med. 2014;64(3):269-76.

4) Smith-Bindman R, et al:Ultrasonography versus computed tomography for suspected nephrolithiasis. N Engl J Med. 2014;371(12):1100-10.
5) Borzellino G, et al:Sonographic diagnosis of acute cholecystitis in patients with symptomatic gallstones. J Clin Ultrasound. 2016;44(3):152-8.
6) Matthew Fields J, et al:Accuracy of Point-of-care Ultrasonography for Diagnosing Acute Appendicitis:A Systematic Review and Meta-analysis. Acad Emerg Med. 2017;24(9):1124-1136.

(松本　敬)

15 呼吸困難

> **これだけできれば大丈夫** 呼吸困難時のエコー！
> - まず気胸をチェック
> - 一発診断を狙い撃ち
> - 肺，心臓，IVC！ ポイントを絞って観察

症例 ▶54歳，男性。呼吸困難。

血圧100/53mmHg，脈拍103/分，呼吸26/分，体温37.8℃，SpO$_2$88％（室内気）。既往は特になし。

2日前から風邪を引いていた。少し良くなってきたので仕事に行こうとしたが，呼吸困難が強くなったため病院を受診した。

患　者　はぁ，はぁ…何だか息苦しくて…

研修医　えっ，それは大変だ。早く診察しましょう。さあ，こちらへ。いつからこんな状態なんですか？

患　者　2日ほど，風邪で，寝込んでたんだけど，今朝になって，動こうとしたら，こんな風に，息が，上がって，しまって…はぁ，はぁ…

―

研修医　うーん，とりあえず聴診して，レントゲンを撮ってみよう。

上級医　お，どうした？ 新しい患者さんか？

研修医　あ，先生。感冒後に呼吸困難が悪化した患者さんなんですが，今レントゲンをオーダーしようとしたところです。随分苦しそうなんですよ。

上級医　それは大変だ。気胸はチェックしたかい？

研修医　いや，ですからそれをレントゲンで…

上級医　気胸の診断にはエコーが一番だとこの前教えただろう？　　➡ E1
　　　　それに，他の疾患のヒントが見つかるかもしれないし。ちょっと一緒に当ててみようか。　　　　　　　　　　　　　　　　　　　　　　　　➡ E2

こんな時に行いたい呼吸困難時エコー

以下の疾患，症状を疑う時：
- 肺塞栓
- 心タンポナーデ
- 大量胸水
- 気胸
- 急性心不全
- 急性心筋梗塞
- 肺炎

呼吸困難時のエコーをどのように行うか？

　各臓器・器官の描出については他項に詳しく紹介されています！　ぜひ，併せて理解を深めてください（☞p39，56）。

　評価するポイントとしては，前胸部2箇所での肺エコー（図1①・②），②両側胸部での胸腔の観察（図1③・④），4つのビューでの心臓の評価（図1⑥～⑨），そして心窩部（図1⑤）でのIVCの観察，これらが必須です（図1）。

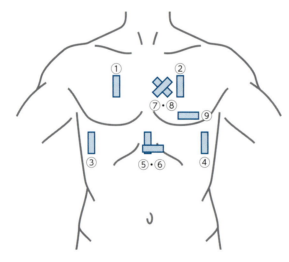

図1 呼吸困難時の観察部位と使用プローブ

①・②：両側前胸部からの肺の評価。リニアあるいはコンベックスプローブ。
③・④：両側側胸部からの胸腔の評価。セクタあるいはコンベックスプローブ。
⑤・⑥：IVCの評価，心窩部からの心嚢液の評価。セクタあるいはコンベックスプローブ。
⑦・⑧：傍胸骨長軸／短軸像での心臓の評価。セクタプローブ。
⑨：心尖部四腔像での心臓の評価。セクタプローブ。

描出は簡単♪　画像の解釈が問題だ！

　呼吸困難の際のエコーは，慣れてしまえば描出にそこまで手間取ることはありません。しかし，他のエコーと比べて少々厄介なのは，得られた所見の"解釈"が難しい点にあります。

一発診断可能な所見（表1）

まず，気胸（図2），肺塞栓症（図3），肺炎（図4）など"一発診断"が下せる場合がありますので，それぞれに該当する所見がないかを探します。

表1 エコーで一発診断を下せる疾患とその所見

疾患名	所見
気胸	lung slidingの消失とlung pointの存在
肺塞栓症	右心系の遊離血栓（thrombus-in-transit）
肺炎	広範囲のconsolidationおよびdynamic air bronchogram*

＊：描出された肺の内部に，呼吸に同調して移動する分泌物・気泡が描出される場合がある。これを，その動的性質からdynamic air bronchogramと呼ぶ。単純X線写真で観察されるair bronchogramに対応する概念である。内部の含気が失われている無気肺ではこのような所見は観察されないため，両者の鑑別に有用と考えられている。

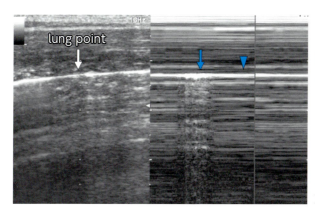

図2 気胸：lung point
Mモード。前胸部でlung slidingが陰性なら，外側にプローブをslideして肺と壁側胸膜の接触点であるlung pointを探す。ここでは肋間に沿ってプローブを当てている。呼吸の相によってseashore sign（青矢印）とbarcode sign（矢頭）が交互に出現する。

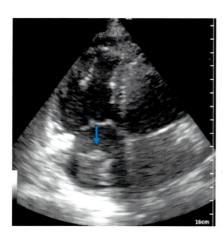

図3 肺塞栓症：thrombus-in-transit
右心腔内に血栓が観察されれば，それは肺塞栓症と同義であり，大きな診断的価値がある。ここでは，右心房内に血栓が見られる。

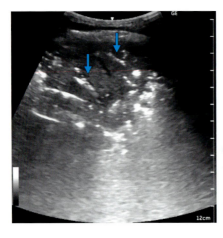

図4 肺炎：dynamic air bronchogram
健常人では観察されない肺の内部が描出されていることに加え、気道が樹枝状に描出され、内部を移動する構造物（分泌物・気泡）が見られる。肺炎を示唆する所見である。

なお、これらはいずれも、各疾患に特異的と言われており、瞬時に診断にせまることができます。しかし、こうした所見が見つかるケースは多くありません。そして、上記のように一発診断が下せなかった時には、肺、心臓、IVCの各項目で得られた所見から、病態を"推定"しなくてはいけません。以下に、代表的な診断プロトコルをご紹介します。

BLUE protocol（表2）

呼吸困難に対するエコーのプロトコルとして"BLUE protocol"というものが比較的よく知られています。これは、呼吸困難、呼吸不全の鑑別診断を、主として肺エコーの所見から進めようとするものです。すなわち、両側の肺を観察した時、その所見のパターンから病態を推測することができるというものです。その一例を表2に挙げました。観察部位は前胸部だけではないのですが、詳細はここでは省きます。特にその診断特異度が優れていると言われていますが、BLUE protocolは集中治療患者での研究がもとになっており、救急初療室で必ずしも同等の検査特性があるとは言い切れません。しかし、肺エコーの所見を解釈する上では参考になります。

表2 BLUE protocolの一例

所見	鑑別診断
両側胸部のA-line（A profile）	喘息、COPD増悪、肺塞栓症
両側胸部のB-line（B profile）	心不全（肺水腫）
部分的なB-line（A／B profile）	肺炎、肺塞栓症

triple scan（表3）

ほかにも，肺エコー，心エコー，IVCの3つの所見を組み合わせて鑑別診断を進める方法はtriple scanなどとも呼ばれています。こちらも，主なものを表3に挙げました。しかし，①成人の肺炎ではconsolidationを肺エコーで検索しきれない，②心原性肺水腫でも血管内脱水によりIVCが虚脱している，③COPD増悪でも，肺炎を合併したり肺の慢性病変があるとB-lineが観察される，④慢性心不全では脱水があっても心臓の収縮が悪い，といった典型的所見からの逸脱がみられることも稀ではありません。これらの所見の組み合わせはあくまでも典型的所見であり，その患者さんの背景に応じた柔軟な解釈が求められます。

表3 triple scanの一例

鑑別診断	所見（組合せ）		
	心臓	肺	IVC
肺炎	EF上昇：心臓過収縮	A-lineあるいは局所B-line（consolidation？）	虚脱
心不全	EF低下：心臓収縮不全	両側B-line	緊満
肺塞栓症	EF上昇：心臓過収縮	両側A-lineあるいは局所B-line	緊満
喘息，COPD増悪	EF上昇：心臓過収縮	両側A-line	虚脱

これらはあくまで典型例であり，病態の合併や病型によって上記とは異なるプレゼンテーションとなることも多い。

病態は十人十色！ エコーの検査特性を知っておこう

呼吸困難の鑑別診断には，①喘息，②COPD増悪，③心不全増悪，④肺炎，⑤肺塞栓症，⑥気胸，といった疾患が挙がります。いずれも見逃したくない，できれば早期に診断したい病態ばかりですね。このうち，いくつかのものについてはエコー所見が診断の除外に使えたり，あるいは診断に直結したりするため，今回はこれらの疾患に対する検査特性をふまえたエコーの利用の仕方を解説していきます。

みなさんが臨床で経験される通り，現実の臨床では前述のような"一発診断"だけで片が付かないケースが山ほどあります。肺炎と心不全はしばしば合併しますし，COPDの増悪と肺炎の両方が呼吸状態の悪化に寄与していることもあります。胸水が溜まっているからといって，それが呼吸困難の原因になっているとは限りません。喘息発作でストレス心筋症が誘発されるようなことだってあります。組み合わせは無限大，というと言い過ぎですが，患者さんの病態は十人十色です。エコー所見はエコー所見として，その他の診察で得られた臨床情報と総合して患者さんの呼吸困難の原因を考える必要があります。

気　胸

　呼吸困難のエコー評価は，とにかく気胸の検索から始まります（☞p60）。介入が必要となるような気胸に対するエコーの感度はきわめて高く，その検査測定は精度あるいは特性の面でX線に比べて圧倒的に優れています。エコーが使える環境においては，「気胸を疑っているのでレントゲンを撮る」というプラクティスは，実はとっくに過去のものなのです。ベッドサイドに行ったら，ポータブルレントゲンが到着する前にまず，仰臥位の前胸部で2箇所，lung slidingの有無を確認しましょう（図1①・②）。
　気胸を評価する際の注意点は3つあります。

　観察は仰臥位で：気胸により胸腔内に漏れた空気は上方に貯留しますので，仰臥位では前胸部で検出されます。患者さんによっては，呼吸困難により仰臥位を取ることが困難です。そのような場合は，肺尖部寄りに貯留部位が移動することが考えられますので，鎖骨のほうまで観察領域を拡大する必要があります。

　皮下気腫がある時：皮下に広がった気腫は，後方にアーチファクトを生じるため，それがまるで胸膜のように見えることがあります（図5）。それがプローブの圧迫や呼吸によって動くと，あたかもlung slidingのように見えてしまいます。厄介なのは，皮下気腫というのは気胸が"ある"時に出現するものなので，本来lung slidingが見えて欲しくない患者さんでlung slidingのようなものが見えてしまい，誤診につながりやすくなることです。これを避けるには，まず"肋骨を同定してから胸膜を同定する"という作業を欠かさずに行うことです。こうすることで，本来の胸膜の層よりも浅い位置に生じる皮下気腫のアーチファクトを胸膜と見間違うことがなくなります。

　胸膜癒着がある時：炎症性肺疾患や胸部手術，気胸後の癒着術などで臓側胸膜と壁側胸膜が癒着している患者さんでは，気胸が生じても胸腔前方に気腔が生じないことがあり，前胸部2箇所のlung slidingでは気胸が検出できない可能性があります。気胸を疑った際には，患者さんの既往歴や手術歴にも注意を向けるようにしましょう。

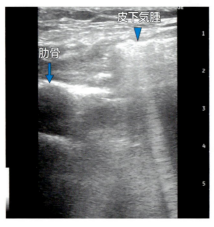

図5　皮下気腫によるアーチファクト
肋骨の位置をもとに胸膜を同定しないと，気胸が存在する（lung slidingが消失している）際にも，皮下気腫によるアーチファクトをlung slidingと見誤る可能性がある。

肺塞栓症

診断が難しい，と思われる肺塞栓症ですが，エコーが非常に有用な場面があります。1つは，右心系に遊離血栓 (embolus-in-transit) が観察されるケースです (図3)。この場合は肺塞栓症の診断と同義ですので，肺塞栓症として次のアクションを起こす必要があります。また，ショックを合併しているような症例では，心エコーでの右心系の観察や，IVCの観察が有用です (☞p166)。もし，D-shape (図6) に代表されるような右心系の拡大所見がなく，IVCも虚脱しているのなら，ショックの原因は肺塞栓症ではないだろう，と考えるのが自然です。他の原因を考え忘れていないか，いま一度自分の鑑別診断を見直しましょう。

肺塞栓症を疑った時には，肺動脈系の閉塞により生じる右心系の負荷やIVCの拡張を検索します (図7)。心腔内に前述の遊離血栓が見つかれば肺塞栓症の診断が確定

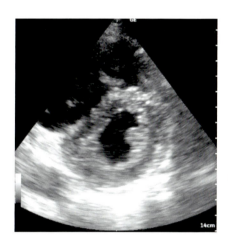

図6 D-shape
拡張期に圧の高い右心に押されて心室中隔が左心室側に圧排され，アルファベットのDの形を呈する。肺塞栓症や右室梗塞で見られる。

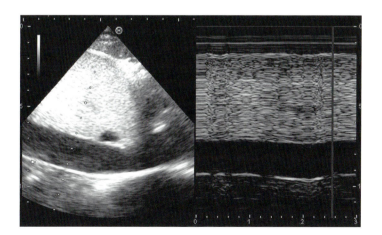

図7 IVCの拡張
肝静脈流入部の2cm尾側で，呼気と吸気での変動を観察する。ショックが併存する際に病態の推定に有用である。

しますので(診断する側にとって)ラッキーですが、遊離血栓の肺塞栓症に対する感度は10%程度であり、多くの場合は直接所見よりも間接所見(右室負荷所見)に頼らなくてはなりません。ただしお察しの通り、右室の拡大やD-shapeといった間接所見は、右室梗塞などの急性の右心負荷を生じるような病態でも見られるため、その区別が難しくなります。また、McConnell's signという徴候があります(図8)。これは、右室自由壁の収縮が低下する一方で、右室の心尖部に近い部分で収縮が保たれるという所見で、同じく急性の右心負荷を意味する肺塞栓症の間接所見です。

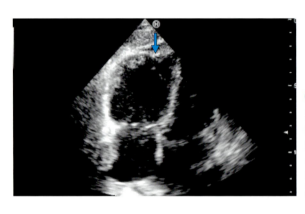

図8 McConnell's sign
右心室の収縮は自由壁側で低下しているが、心尖部近くでは収縮が保たれている。心尖部がウインクをしているようにも見えることからapical winkとも呼ばれる。

肺　炎(図9〜図11)

多くの肺炎は胸膜にまで病変が及んでいるため、肺エコーで肋間をくまなく探すことでその異常を検知することができます。しかし、すべての肋間にプローブを当てて病変を探すことは、体位などの問題で不可能なケースも多く、一方で、非常に軽微な異常(図9)が見られた時に、はたしてそれが今回の呼吸困難症状の原因なのかどうか判断に迷います。ですから、エコー所見から自信を持って肺炎と診断できるのは、もともとの肺が健常な患者で、ある程度大きな病変が検出された時に限定されると考えるべきです。

小児では肺炎に対する肺エコーの非常に優れた検査特性が報告されています。ただし、小児ではベースラインの肺に異常がないことがほとんどで、観察領域も成人に比べて小さいことが理由になっていると考えられます。

さて、肺炎のエコー診断で問題となるのは次の2点です。

胸膜直下にconsolidationが見られた時に、それが今回の呼吸困難と関連しているかどうかの判断：高齢者や、肺疾患を反復しているような患者さんでは、胸膜のラインの不整や、直下にconsolidationが平時から観察されることが稀ではありません。試しに、呼吸状態に問題のない高齢患者さんに肺エコーをさせてもらってください。胸膜ラインの不整の1つや2つ、すぐに見つかります。consolidation(図10)や局所的なB-line(図11)を見た時は、その大きさや、もとの肺の状態から総合的に

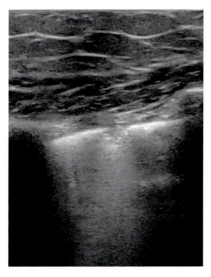

図9 軽微な胸膜不整
高齢者や慢性肺疾患を持つ患者では，このように軽微な胸膜不整の病的意義は必ずしも大きくない。

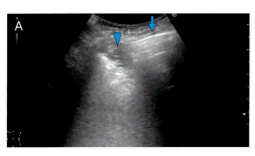
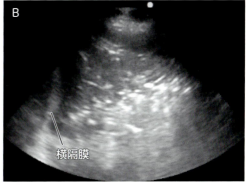

図10 consolidation
A：胸膜（矢印）に隣接したconsolidation（矢頭）がやや広範囲にみられる。肺炎の存在が示唆される。
B：横隔膜直下に比較的大きなconsolidationが見られる。肺炎あるいは無気肺として呼吸困難をきたしうる大きさである。

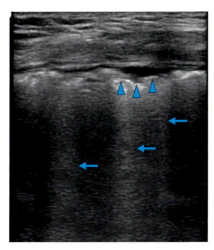

図11 胸膜の不整とB-line
広範囲に胸膜の不整（矢頭）とB-line（矢印）が見られる。

病態を評価する必要があります。

無気肺との鑑別：肺炎も無気肺も，含気の消失や細胞浸潤により，肺そのものがエコーで描出される点では類似しています。これらを区別する方法として，dynamic air bronchogram（図4）と呼ばれる所見が挙げられます。これは，描出される肺の内部に，気管支の枝に沿って分泌物が移動する様子が観察される所見で，気道内に含気があることが示唆され，肺炎の存在を支持します。ただし，肺炎の全例でみられるわけではないので，dynamic air bronchogramがみられなくても肺炎を否定することはできません。

心不全：心原性肺水腫

肺の間質の水分増加により生じるアーチファクトがB-lineですので，両肺での広範囲なB-lineの観察により肺水腫が示唆されます。広範囲のB-lineの存在と心原性肺水腫は同義ではなく，急性呼吸窮迫症候群（acute respiratory distress syndrome：ARDS）や間質性肺炎でも同様の所見が観察されることが知られています。心不全とCOPD増悪を肺エコーのB-lineの有無で区別しようという研究が盛んに行われていますが，検査の陽性基準や施行者の経験のばらつきが大きく，その検査特性について一定の見解は得られていません。おおむね，B-lineの心原性肺水腫に対する感度は高く，どちらかというと検査前確率の低い患者さんで心原性肺水腫の除外に有用だと言えます。特異度についても比較的高い数字が報告されているのですが，心不全は気胸などと違って，他の呼吸器・循環器系疾患を併発していることも少なくありません。たとえ心原性肺水腫の存在を診断したとしても，病態の評価をそこで一律に終わらないことが大切です。

B-lineもlung slidingと同様にアーチファクトですので，tissue harmonic imagingのように，アーチファクトを減弱するモードをOFFにして見ることで観察が容易になります（図12）。観察領域については，両側前胸部1領域ずつの計2領域，両胸部を4分割した計8領域などがありますが，「どこに当ててもB-lineが複数観察される」という状態なら上記のような病態を想定し，逆に「どこに当ててもA-line」ならば呼吸困難の原因が心原性肺水腫である可能性はぐっと下がります。

呼吸困難における原因検索のアルゴリズム（図13）

初療室で呼吸困難の患者さんに用いられる標準的アルゴリズムは存在しません。いくつかの考え方が提唱されていますが，評価すべきポイントとして外すことができないのは，肺，心臓，そしてIVCの3つです。

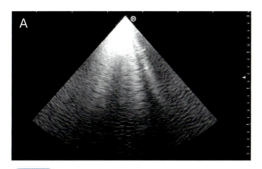 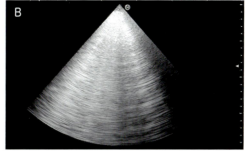

図12 tissue harmonic imaging
A：ONの状態。
B：OFFの状態。ONの状態と比較してB-lineがよりはっきりと，数も多く観察される。

肺の評価

　前述の通り，両側の肺エコー所見から病態を推定することができ，先のBLUE protocolの考え方のもとにもなっています。肺エコーが診断に最も威力を発揮するのは，気胸の検出です。まず気胸の有無をチェックし，もしlung slidingが両側で確認されれば，そこから先は「1つの疾患を診断する」というよりも「可能性の低い病態を考える」ようにするとよいでしょう。「肺水腫の人に両側でA-lineが見えるのはおかしい」，「A-line，B-lineにかかわらず，lung slidingがあれば呼吸困難の原因となるような気胸が存在するとは考えにくい」といった考え方をするのが賢明と言えます。

IVCの評価

　描出自体は慣れれば簡単ですが，解釈においてIVCは困難なことがあります。ショックを合併しているようなケースでは，IVCの緊満や虚脱によってある程度鑑別疾患を絞り込むことが可能です（☞p166）。しかし，背景に心不全がある患者さんでの喘息発作や，循環動態に影響を及ぼさない程度の肺塞栓症による呼吸困難などでは，IVCが典型的な所見を呈さないこともありますので注意が必要です。「自分の想定している病態とIVCの所見に整合性が取れているか？」と考えながら診療を進めましょう。

心臓の評価

　心臓で評価するポイントは，次の2点に絞られます。1つは，心嚢液の検出です。心窩部からのアプローチで，肝臓と右房・右室の間にエコーフリースペースを探します。ここに貯留がなければ，心タンポナーデは「ない」と考えて構いません。心嚢液が存在する場合は，バイタルサインやその他の所見群からタンポナーデをきたしているのかどうかの判断が求められます（☞p51）。もう1つは，肺塞栓症を示唆する所見の検出です。具体的には，前述の遊離血栓があるか，D-shapeに代表される右心系の拡大や，McConnell's signがあるか，といった所見を見つけることになります。遊離血栓以

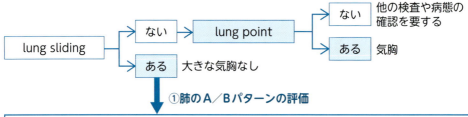

①肺のA／Bパターンの評価

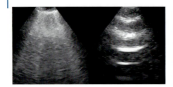

右肺：B-line　左肺：A-line
肺炎かも？

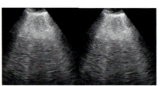

右肺：B-line　左肺：B-line
肺塞栓症や気胸，COPDではない！

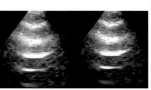

右肺：A-line　左肺：A-line
肺水腫ではない！

②IVCの大まかな評価

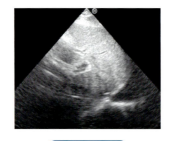

IVC虚脱
肺塞栓症ではなさそう
心不全ではなさそう

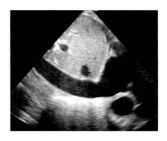

IVC緊満
脱水ではないかも？
本当に喘息？

③心臓の特異的所見の評価

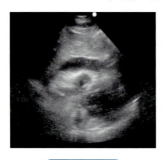

心嚢液貯留
タンポナーデかな？

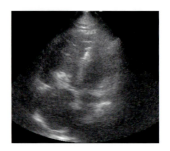

遊離血栓
肺塞栓症！

図13 呼吸困難における原因検索フローチャート

大きな気胸がないと考えられる場合は，左右の肺のA-line，B-lineの見え方で病態を予想する。
IVCが鑑別診断に有用なのは，主として患者がショックを呈している時である。
遊離血栓 (thrombus-in-transit) やショックを随伴する心嚢液貯留は，病態に直結しうる異常である。

外は肺塞栓症と同義ではないという点には注意が必要ですが，病歴などから急性の変化が疑われる場合には，やはり肺塞栓症を念頭に置いて診療を進めていきましょう．

呼吸困難の評価は常に"気胸"から！

　何度も述べているように，冒頭の症例のような呼吸困難の患者さんをみたら，まずエコーで気胸の有無を検索します．少なくとも臥位の状態では，エコーは胸部X線に比べて非常に高い検査精度を誇っています（91% vs 50%）．特異度は両者とも98%以上と非常に高いですが，診断までのスピードを考えればエコーを使わない手はありません．そこから先は，エコーだけで白黒はっきりさせようとせず，これまでに述べた考え方で，鑑別診断を的確に絞り込んでいってください．

まとめ

- 呼吸困難の原因探しは肺，心臓，IVCのエコーで！
- まずは肺エコーで気胸の検索
- IVCは"病態との整合性"を考えよう
- 心エコーは"心囊液"と"肺塞栓症"を狙う！

推奨文献

1) Lichtenstein DA, et al：Relevance of lung ultrasound in the diagnosis of acute respiratory failure: the BLUE protocol. Chest. 2008；134(1)：117-25.
2) International Liaison Committee on Lung Ultrasound (ILC-LUS) for International Consensus Conference on Lung Ultrasound (ICC-LUS)：International evidence-based recommendations for point-of-care lung ultrasound. Intensive Care Med. 2012；38(4)：577-91.
3) Mantuani D, et al：Point-of-Care Multi-Organ Ultrasound Improves Diagnostic Accuracy in Adults Presenting to the Emergency Department with Acute Dyspnea. West J Emerg Med. 2016；17(1)：46-53.
4) Papanagnou D, et al：Clinician-Performed Bedside Ultrasound in Improving Diagnostic Accuracy in Patients Presenting to the ED with Acute Dyspnea. West J Emerg Med. 2017；18(3)：382-389.
5) Al Deeb M, et al：Point-of-care ultrasonography for the diagnosis of acute cardiogenic pulmonary edema in patients presenting with acute dyspnea：a systematic review and meta-analysis. Acad Emerg Med. 2014；21(8)：843-52.
6) Martindale JL, et al：Diagnosing Acute Heart Failure in the Emergency Department：A Systematic Review and Meta-analysis. Acad Emerg Med. 2016；23(3)：223-42.
7) Alrajhi K, et al：Test characteristics of ultrasonography for the detection of pneumothorax: a systematic review and meta-analysis. Chest. 2012；141(3)：703-708.

（松本　敬）

16 ショック

> **これだけできれば大丈夫 ショック時のエコー！**
>
> ● pump（心臓）・tank（IVC，胸腹腔，肺）・pipes（大動脈，下肢静脈）の系統だった評価

症例
▶60歳，男性。意識障害。
職場で倒れているところを発見，救急搬送。病着時，不穏でうめいている。
Ⅱ-20（JCS），血圧65/40mmHg，脈拍120/分，体温37.9℃，呼吸数28/分，SpO₂96%（マスク5L）。
既往に慢性心不全，高血圧，糖尿病，喘息がある。

研修医	○○さん，わかりますか？
患者	うううー…
研修医	かなり不穏状態ですね。脳出血があるのかもしれません。すぐに頭部CTを撮りに行きましょう！
上級医	ちょっと待った！ バイタルを見たか？ ショックバイタルだぞ！ 頭蓋内病変だけでショックにはならないって昨日教えただろう！
研修医	本当だ…じゃあ原因検索のために全身のCTも追加します！
上級医	その前にエコーで素早くショックの原因を探そう。
研修医	ショックの患者さんのどこにエコーを当てて何を見ればいいのか…時間がかかりそう…
上級医	そのためのRUSH examだよ！ 急ぐぞ！ ➡

こんな時に行いたいショック時のエコー

以下の症状・所見を伴いショックを疑う時：

- 四肢冷感
- 胸痛
- チアノーゼ
- 発熱
- 意識障害
- 血圧＜脈拍
- 呼吸困難

166

ショック時のエコーをどのように行うか？

RUSH exam

意識障害があると，ついつい頭部CTへ行きたくなりますよね。でも，頭蓋内病変だけでショックバイタルにはなりません。必ずバイタルを確認して，ショックの徴候があれば，ABC（airway, breathing, circulation）に異常があるはずと考えましょう。もちろん問診・身体所見も重要ですが，臨床現場では，慌ただしいことが多々あり，正確に所見が取れない場合もあります。そんな時こそ，エコーを使ったプロトコル"RUSH（Rapid Ultrasound in Shock）exam"を有効に使いましょう[1]！

さて，ショックには大きく分けて4つの病態があります（表1）。RUSH examはpump（心臓），tank（IVC，胸腹腔，肺），pipes（大動脈，下肢静脈）の3つのカテゴリーに分け，3-stepの段階を踏んで系統だった評価をし，どの病態のショックを呈しているのかを迅速に，かつ確実に判断していきます。

表1 ショックの病態

心原性ショック cardiogenic shock	心ポンプの機能不全：心筋梗塞，心不全，弁膜症，不整脈など
閉塞性ショック obstructive shock	肺塞栓，心タンポナーデ，緊張性気胸
循環血液量減少性ショック hypovolemic shock	出血，貧血，脱水による重度の体液消失
血液分布異常性ショック distributive shock	敗血症，アナフィラキシー，神経原性ショック

pump：心臓（表2，図1，☞p39）

まずは最も重要なpumpから見ていきます。プローブはセクタプローブを使用します。pumpで確認するのは，①心嚢液と心タンポナーデの有無（step1），②左室収縮能の程度（step2），③右室負荷所見の有無（step3），の3-stepです。

セクタプローブの当て方の詳細は他項に譲りますが，RUSH examでも胸骨左縁第3〜4肋間部で心臓の長軸・短軸像を描出します（図1A）。次に，心尖部から心臓を見上げるように四腔像を描出し（図1B），さらに心窩部からも描出します（図1C）。それでは，ここからくわしくみていきましょう。

step1（図2）：心嚢液の有無を確認していきましょう。図2Aのように心嚢内にエコーフリースペースを認めたとします。"心嚢液がある＝心タンポナーデ"だったでしょうか？　違いますね。心嚢液に加え右心系の拡張期虚脱の所見（図2B）があって初めて心タンポナーデを疑います。

表2 RUSH exam

	pump	tank	pipes
step1	心嚢液の貯留，心タンポナーデの有無（右室拡張不全の有無）	IVC：虚脱／拡張，呼吸性変動の評価	腹部大動脈瘤の有無 →腹部大動脈径≧3cm（≧5cmで破裂のリスク大）
step2	左室収縮能の程度（EPSSの評価）	E-FAST 肺水腫（B-line）の有無	胸部大動脈解離・瘤の有無 →大動脈基部≧3.8cm，内腔のflap，弓部大動脈径≧4.5cm
step3	右室負荷所見の有無（D-shapeの有無）	lung slidingの有無	深部静脈血栓の有無 →大腿静脈と膝窩静脈

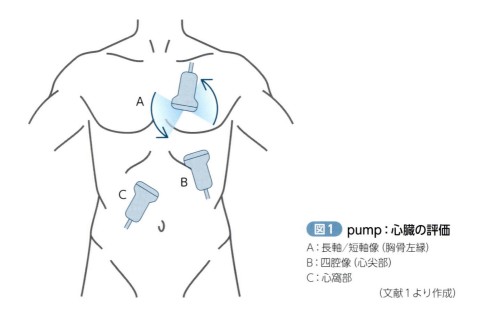

図1 pump：心臓の評価
A：長軸／短軸像（胸骨左縁）
B：四腔像（心尖部）
C：心窩部

（文献1より作成）

　step2（図3）：次に，左室収縮能を見ていきましょう。ここでは見た目の左室収縮能が良いのか，普通なのか，悪いのかを判断していきます。その基準になるのがEPSS（E-point septal separation）でしたね。長軸像で描出して，Mモードで拡張期の僧帽弁前尖（E波）と中隔の距離を測りましょう（☞p46）。

　step3（図4）：最後に，右室負荷所見の有無を評価していきます。たとえばショックをきたすようなmassive PE（肺塞栓）があれば，右室にはかなりの負荷がかかります。その結果，右室圧が上昇し，心室中隔を左室側に圧排していきます。長軸像や四腔像でもこの右室負荷所見は確認できますが，短軸像でD-shape所見を確認するのが一番わかりやすいと思います。

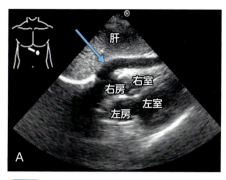
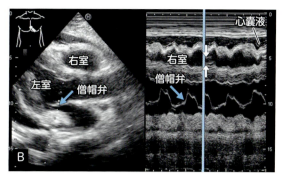

図2 心タンポナーデ
A：心窩部描出像。心嚢内にエコーフリースペースを認める。
B：長軸像。Mモードで，僧帽弁が開く拡張期（縦線）で右室が虚脱しているのがわかる。

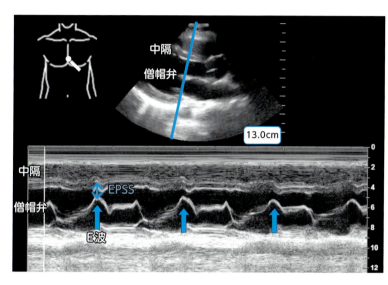

図3 EPSSの測定
A：胸骨左縁長軸像
B：僧帽弁でのMモード

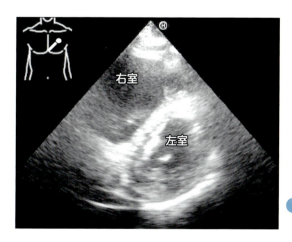

図4 D-shape：胸骨左縁短軸像

16
ショック

169

tank：IVC，胸腹腔（☞p39），肺（表2，図5，☞p56）

　さて，tankの評価に移っていきます。プローブはコンベックス，またはリニア（セクタ）プローブを使用します。tankで確認するのは，①IVC〔tankの充満（step1）〕，②E-FASTとB-line〔tankの漏出と過剰（step2）〕，③lung sliding〔（tankの危機的状況（step3）〕，の3-stepです。

　プローブの当て方を各stepに沿って説明していきます。

　step1（図6）：IVCですが，剣状突起下を少し押すようにして，プローブを長軸方向に当てます（図5A）。プローブはpumpからの流れでセクタプローブでもいいですし，この後のE-FASTにつなげるためコンベックスプローブでも構いません。右房流入部から2cm尾側，もしくは肝静脈合流部より1cm尾側でIVCの径と呼吸性変動の有無を評価します。後述しますが，ここではIVCがパンパンに張っているのか，ぺちゃんこに虚脱しているのか，という大雑把な評価で構いません。Mモードで評価すると，IVCの呼吸性変動が見やすくなります。

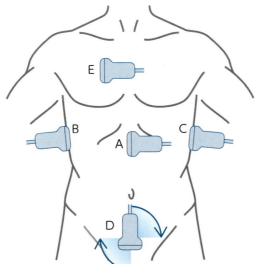

図5 tank：IVC，胸腹腔，肺の評価

A：IVC
B〜E：E-FAST
E：lung sliding, B-lineの評価

（文献1より作成）

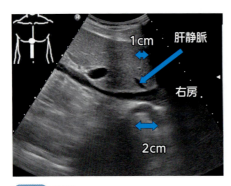
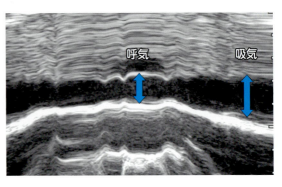

図6 IVC

step2（図7，図8）：次に，E-FASTとB-lineの評価に移ります。E-FASTのプローブの当て方も（☞p7）に譲りますが，胸腹腔内にfluidがないかを確認していきます（図5B～D）。E-FASTが陽性の場合は，"tank漏出"もしくは"tank過剰"を反映しています。肺エコーを行い（図5E），B-line（lung rocket）の有無を評価することで，どちらの病態なのかを予測することができます。B-lineとは，胸膜を起点としてA-lineを打ち消すくらい画面下まで減衰することなく伸びるアーチファクトでしたね（図8）。B-lineが連続する1肋間に3本以上あれば（特に両側に），肺実質のうっ血を示唆し，"tank過剰"の可能性が高くなります。心不全増悪や低拍出症候群による心原性ショックの際は"tank過剰"のE-FAST陽性所見となります。もちろん，慢性心不全や低栄養の場合は慢性的に胸腹水貯留を認めることがあるので，注意が必要です。一方，外傷の際のE-FAST陽性所見は典型的な"tank漏出"を示唆し，腹腔内出血や血胸による出血性ショックを鑑別に挙げなければなりません。

step3：最後に，lung slidingを評価していきます。プローブを当てる位置は，臥位の状態で最も高い位置，つまり最も空気が集まりやすい位置である第2肋間鎖骨中線上です（図5E）。RUSH examでの気胸の評価は，ショックをきたすような大きな気胸，つまり緊張性気胸を評価したいので，前胸部の2箇所（左右を必ず比較）だけで構いません。必ず長軸方向にプローブを当てて肋骨を同定した上で胸膜を評価するのでしたね。そこにlung slidingがあれば，少なくとも緊張性気胸はないことが予想されます。もしlung slidingが陰性（図9）であれば，プローブを肋間に沿って当て，外側にずらしていき，lung pointを探します。lung pointがあれば特異度100％で気胸の診断です。

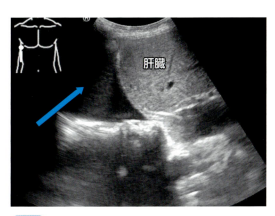

図7 E-FAST陽性
右胸腔内にエコーフリースペースを認める。

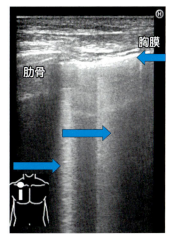

図8 B-line

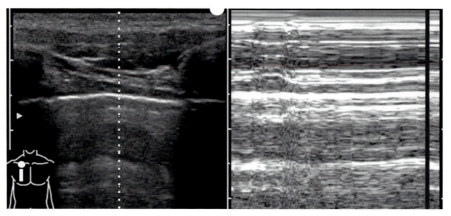

図9 lung slidingの消失
MモードでBarcode signが見られる。

pipes：大動脈（☞p31），下肢静脈（表2，図10，☞p107）

最後にpipesの評価です。プローブはコンベックス，またはリニアプローブを使用します。pipesで確認するのは，①腹部大動脈瘤の有無（step1），②胸部大動脈解離・瘤の有無（step2），③DVTの有無（step3）の3-stepです。

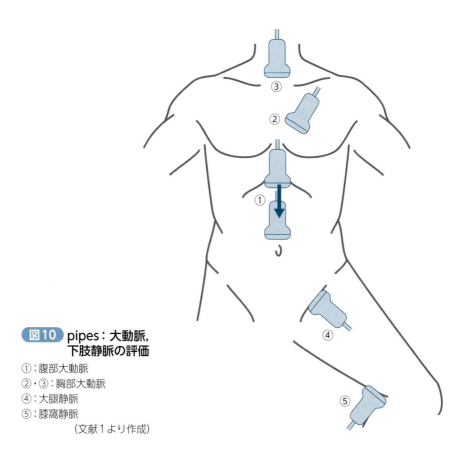

図10 pipes：大動脈，下肢静脈の評価
①：腹部大動脈
②・③：胸部大動脈
④：大腿静脈
⑤：膝窩静脈
（文献1より作成）

step1：腹部大動脈瘤の評価には，コンベックスプローブを使用します。心窩部にプローブを当てて（図10①）大動脈の短軸像を描出します。適度に押し当てて腸管のairを除かなければきれいに描出できません。IVCと並行して，大動脈は椎体の前方を走行している（大動脈が蛇行している場合は注意）ので，高エコー（後方にshadow）に描出される椎体の前に着目して大動脈を探します。大動脈は臍の辺りで総腸骨動脈に分岐するので，しっかり分岐部まで追いましょう。大動脈の外径が3cmを超えれば大動脈瘤と定義されますが，特に破裂のリスクが高まる外径5cm以上の大動脈瘤がないかを探しましょう（図11）。

step2：胸部大動脈解離・瘤の評価ですが，こちらはセクタプローブを使います（図10②）。大動脈基部の3.8cm以上の拡大，flapは上行大動脈解離を示唆します（図12）。さらに，胸骨切痕から見下げる形でプローブを当てる（図10③）と，大動脈弓を描出できます。ここに外径5cmを超える胸部大動脈瘤がないかも評価しておきます（図13）。ただし，胸部大動脈解離・瘤に対してのエコーの感度は低いので，エコーで見えないからと言って完全に否定できるわけではありません。胸部大動脈の評価は，もちろん最初のpump（心臓）の所で一緒にしてしまっても構いません。

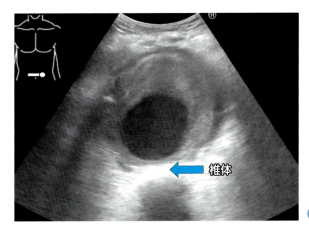

図11 腹部大動脈瘤

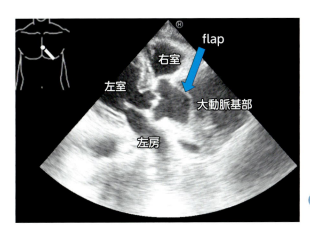

図12 上行大動脈解離：胸骨左縁長軸像

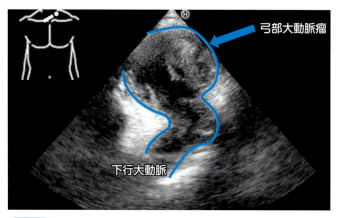

図13 胸部（弓部）大動脈瘤：胸骨切痕部描出像

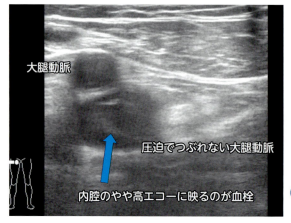

図14 深部静脈血栓：右大腿静脈

　step3：最後に，DVTです．大腿静脈と膝窩静脈の2点をリニアプローブで評価します．大腿静脈は，鼠径部にプローブを当てます（図10④）．すると，内側から大腿静脈・大腿動脈の短軸像が描出されます．正常であれば，大腿静脈は圧迫で簡単に押しつぶせます．一方で，ここに血栓があれば，圧迫で簡単にはつぶれません（図14）．ただし，大腿動脈がつぶれるほどの圧で押すと，大腿静脈に血栓があっても静脈はつぶれてしまうので，軽く押す気持ちで構いません．

　膝窩静脈は，仰臥位の状態だとプローブを下から当てるにはスペースがなく困難です．可能であれば股関節を少し外旋，膝関節を屈曲させるとプローブを膝窩から当てやすくなります（図10⑤）．膝窩からプローブを当てると，膝窩静脈は最もプローブに近い表面を走行しています．なかなか見つからない場合は，強く押し当て過ぎて膝窩静脈を押しつぶしてしまっている可能性があります．前述のように，静脈は圧迫ですぐにつぶれます．軽く押し当てて丁寧に探しましょう．ドプラを使うとより血管が見えやすくなります．

IVCは評価すべき？

　お気づきの方も多いかとは思いますが，RUSH exam では各論で学んだ知識とスキルを持っていることが前提になります。各画像の詳しい解釈に関しては各論をご参照頂くとして，ここでは，各論で触れられていないIVCに関して少し詳しく述べたいと思います。前述のようにIVCは，tankのstep1で血管内volumeの評価として必ずチェックしなければなりません。IVC径は中心静脈圧 (central venous pressure：CVP) に相関すると旧来言われてきましたが，現在では否定的な意見も多くあります。そもそもCVPが本当に循環血液量を予測する指標になるのかさえ疑問視されています。それでもRUSH exam では "病態整合性" の観点から，やはりIVCは評価すべきです。

　特に，IVC径と呼吸性変動に着目します。呼吸性変動は，自発呼吸下では吸気時に胸腔内陰圧がかかりIVCは虚脱します。しかし，人工呼吸下では吸気時に陽圧がかかるためIVCは拡大します。自発呼吸下ではIVC collapsibility index＝(最大径－最小径)／最大径，人工呼吸器下ではIVC distensibility index＝(最大系－最小径)／最小径をそれぞれ評価しますが，要は呼気と吸気でどれくらい (何％) 変動しているかを見ます。

　図15Aのように，IVC径が27mm，呼吸性変動がほとんどない (50％未満) 場合はどうでしょう？　病態としては心原性ショック，もしくは閉塞性ショックが示唆されます。一方，図15Bのように，IVC径が5mm，50％以上の呼吸性変動で吸気時に血管が完全に虚脱する場合はどうでしょうか？　病態としては循環血液量減少性ショック，もしくは血液分布異常性ショックが示唆されます。

　RUSH exam では，「径が何mmで呼吸性変動が何％だからCVPは何mmHgだろう」という予測は不要です。目の前の患者さんがショック状態であることが前提ですので，見た目でIVCがぺちゃんこに虚脱しているのか，パンパンに張っているのか，その判断だけで構いません！

　もちろん，IVCだけですべての病態が把握できるわけではありません。ほかに得られたエコー所見と併せて考えていく必要があります。

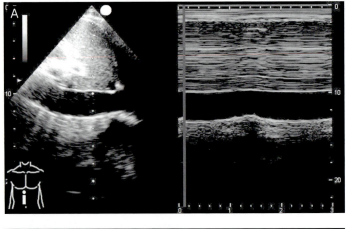
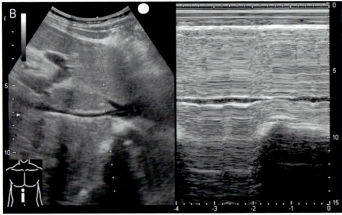

図15 IVCの拡張と虚脱
A：IVC拡張（パンパン）。セクタプローブ使用。
B：IVC虚脱（ぺちゃんこ）。コンベックスプローブ使用。

病態予測をしてみよう！

　さて，ここからが最も重要です！ pump, tank, pipesの各stepで系統的に得られた所見から，ショックの患者さんの中でどのような病態が起こっているかを予測していきましょう。

症例1（図16）

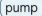
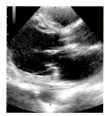
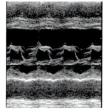
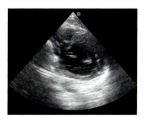

step1：心嚢液は軽度貯留も右心系の拡張期虚脱はなさそう
step2：EPSS＞7mmで見た目のEFは悪そう（EPSS＞7mmだからといって必ずEFが悪いというわけではない）
step3：右室負荷所見はなさそう

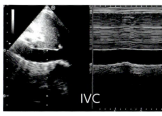
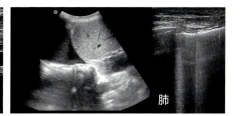
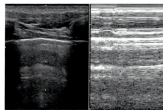

step1：IVCは27mm，呼吸性変動もほとんどなし
step2：腹水はないが，両側胸水貯留（図は右胸水），両側B-line著明
step3：lung slidingは両側陽性（右図はMモードでのseashore sign）

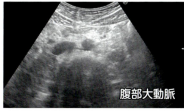
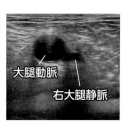

step1：腹部大動脈瘤はない
step2：胸部大動脈解離・瘤の所見はなさそう
step3：DVTは認めず（大腿静脈が圧迫によりつぶれる）

図16　症例1

　RUSH examでこのような所見が得られました．何を疑いますか？　そうですね，うっ血性心不全に伴う心原性ショックを疑います．心原性ショックはpumpである心臓に問題があり，左心系，肺，右心系，IVCとうっ血を起こしていきます．もちろん，心不全の原因として心筋梗塞を鑑別に挙げれば，pumpの部分でアシナジー（局所的な壁運動異常）がないかを同時に評価しても構いません．

症例2（図17）

pump

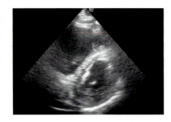

step1：心囊液なし
step2：EPSSは4mmで見た目のEFは保たれていそう
step3：短軸像でD-shape

tank

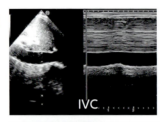
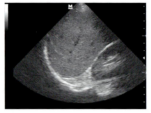
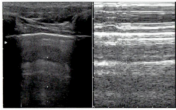

step1：IVCは25mm，呼吸性変動もほとんどなし
step2：胸腹水なし（図はモリソン窩＋右胸腔のE-FAST陰性所見）
step3：lung sliding陽性（右図はMモードでのseashore sign）

pipes

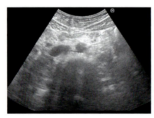
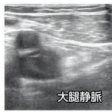

step1：腹部大動脈解離・瘤の所見はなさそう
step2：胸部大動脈解離・瘤の所見はなさそう
step3：右大腿静脈にDVT

図17 症例2

　このような所見ではどうでしょうか？　さらに，急性の経過でショックをきたしているようであれば，やはり肺塞栓による閉塞性ショックがあるのではないかと予測ができます。診断のゴールドスタンダードはCTではありますが，心臓・肺・下肢のエコー所見を合わせることで，肺塞栓に対するエコーの感度・特異度は上昇すると言われています。

　ちなみに…。右室拡張不全を伴う心囊液貯留を認め，IVCが張っているショックの患者がいれば？　同じく，IVCは張っているがlung slidingが右肺で消失しているショックの患者がいれば？　閉塞性ショックの中でも，前者は心タンポナーデ，後者は緊張性気胸を疑いますね。この2つはエコーだけで診断可能，かつすぐに治療介入が必要となってきます。

症例3（図18）

pump
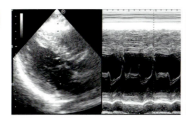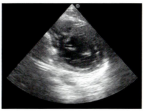

step1：心嚢液なし
step2：EPSSは0mm
step3：右室負荷所見はなさそう

tank
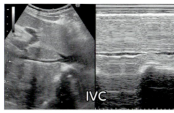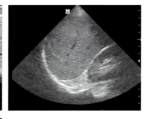
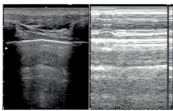

step1：IVCは8mm，呼吸性変動は50％以上で吸気時に完全虚脱
step2：胸腹水なし（図はモリソン窩＋右胸腔のE-FAST陰性所見）
step3：lung sliding陽性（右図はMモードでのseashore sign）

pipes
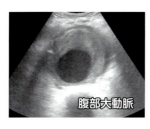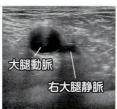

step1：外径6cmの腹部大動脈瘤
step2：胸部大動脈解離・瘤の所見はなさそう
step3：DVTは認めず（大腿静脈が圧迫によりつぶれる）

図18 症例3

　この所見では，外径が5cmを超えているため大動脈瘤の破裂のリスクが非常に高くなっています（前述）。切迫破裂に伴い循環血液量が減少し，IVCが虚脱，心臓が過収縮となっているのかもしれません。いわゆる循環血液量減少性ショックを疑います。CTを撮る前から急速補液をしつつ，「すぐに心臓血管外科にコンサルトしなければ！」となりますよね？

症例4（図19）

pump

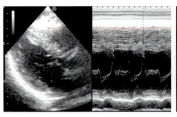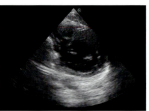

step1：心嚢液なし
step2：EPSSは0mm
step3：短軸像で右室負荷所見はなさそう

tank

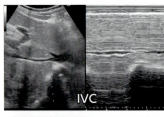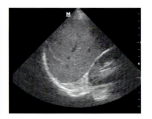
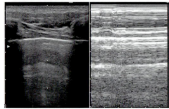

step1：IVCは8mm，呼吸性変動は50％以上で吸気時に完全虚脱
step2：胸腹水なし（図はモリソン窩＋右胸腔のE-FAST陰性所見）
step3：lung sliding陽性（右図はMモードでのseashore sign）

pipes

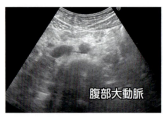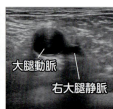

step1：腹部大動脈瘤はない
step2：胸部大動脈解離・瘤の所見はなさそう
step3：DVTは認めず（大腿静脈が圧迫によりつぶれる）

図19 症例4

　前例と似ていますが，こちらはどうでしょうか？　有効循環血液量は不足していることは予測がつきます。敗血症？　熱中症による高度脱水？　腹腔内出血だが初回のE-FASTが陰性なだけ？　いずれも可能性としてはあると思います。ここまでくるとエコーだけでは限界があるため，病歴や身体所見などと合わせて考えましょう。たとえば，昨晩から発熱があり，右季肋部に圧痛を認める患者さんにこのようなエコー所見を認めれば，胆嚢炎／胆管炎から敗血症性ショック（distributive shock）になったのではないか，という予想がつきます。

ショックにおける鑑別診断のアルゴリズム

ショックの患者さんをみたら，図20のフローチャートに沿って病態を鑑別していきます。

ショックにエコーは有用なの？

エコーはベッドサイドで簡単にかつ迅速に施行できますが，本当にエコーはショックに有用なのでしょうか？ 救急の現場でショックを呈した患者を対象に，救急医がRUSH examで予想した病態が，最終診断と相違がなかったかどうかを調べた研究がいくつかあります[3)4)]。その結果，表3のように，循環血液量減少性ショックに対する感度100％，特異度94.6％，心原性ショックに対する感度91.7％，特異度97％，閉塞性ショックに対する感度100％，特異度97％，血液分布異常性ショックに対す

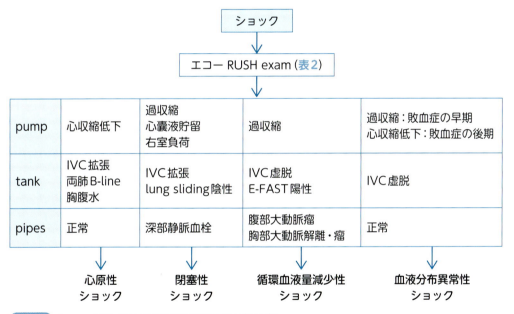

図20 ショックにおける鑑別診断のアルゴリズム

表3 各ショックの病態に対するRUSH examの感度・特異度

	心原性ショック	閉塞性ショック	循環血液量減少性ショック	血液分布異常性ショック
感度（％）	91.7	100	100	75
特異度（％）	97.0	97	94.6	100

（文献3より引用）

る感度75％，特異度100％と報告されています。循環血液量減少性ショック，心原性ショック，閉塞性ショックは，これらの高い感度からエコーのみで除外できるケースが多いとされています。さらに，どの病態に対しても高い特異度を示すため，心嚢穿刺，緊急脱気，急速補液などの，それぞれの病態に合わせた治療が速やかに介入できるのも大きな利点です。

　ショックの患者さんに対して，血液検査，心電図，X線に加え，速やかにエコーで評価した群と，エコーをしなかった群で診断精度を比較したRCT (randomized controlled trial) もあります。診察15分後の時点で前者は診断精度が80％であったのに対し，後者は50％と明らかに低い結果となっています[5]。やはり，ショックに対しては迅速にエコーを施行すべきだということがわかります。

まとめ

- ●ショックにはRUSH！
- ●pump (心臓)・tank (IVC，胸腹腔，肺)・pipes (大動脈，下肢静脈) を迅速かつ正確に評価！
- ●RUSHで得られた所見から病態を把握！　閉塞性ショックの除外を確実に！
- ●速やかに治療につなげる！

推奨文献

1) Perera P, et al:The RUSH exam 2012: Rapid Ultrasound in SHock in the evaluation of the critically Ill. Ultrasound Clin. 2012;7(2):255-278.

2) American College of Emergency Physicians:Emergency ultrasound guidelines. Ann Emerg Med. 2009;53(4):550-70.

3) Ghane MR, et al:Accuracy of early rapid ultrasound in shock (RUSH) examination performed by emergency physician for diagnosis of shock etiology in critically ill patients. J Emerg Trauma Shock. 2015;8(1):5-10.

4) Ghane MR, et al:Accuracy of Rapid Ultrasound in Shock (RUSH) Exam for Diagnosis of Shock in Critically Ill Patients. Trauma Mon. 2015;20(1):e20095.

5) Jones AE, et al:Randomized, controlled trial of immediate versus delayed goal-directed ultrasound to identify the cause of nontraumatic hypotension in emergency department patients. Crit Care Med. 2004;32(8):1703-8.

（西沢拓也）

17 末梢静脈 (エコーガイド下穿刺)

これだけできれば大丈夫 血管確保！

- プローブ保持とマーカーの一致・準備
- 上腕における解剖の理解
- ガイド下穿刺のコツ

症例

▶ 80歳，女性。発熱，意識障害。

施設入所中。搬送依頼あり。経過の詳細は不明。

来院時，血圧110/50mmHg，脈拍105/分，SpO_2 98％(室内気)，呼吸数30/分，体温39.2℃，E2V3M4 (GCS)。ぽっちゃり体型。

糖尿病，脳梗塞の既往があり，当院にて数回の入院歴があった。

近所の施設だったため，10分後に救急車は到着。

施設看護師 いつもお世話になっております。昨日より発熱があり，ややしんどそうにしておられましたが，施設医の指示でクーリング対応していました。早朝の回診時に38.7℃の熱があり，返答もなくぐったりして…普段はきちんと挨拶をされる方なので様子がおかしいと思い，救急車を呼ばせて頂きました！

研修医 こりゃ敗血症っぽい。高血糖緊急症の可能性もあるな！ すぐにルート確保しなくちゃ！

施設看護師 それが，なかなかルートを取れない方で…。

研修医 (フ…。末梢ルートごときに…) 大丈夫ですよ。任せてください！
(駆血帯を巻いてあちこち探すが) ん…？ 確かにどこにも血管が見えないし，触診しても触れない…。肘にもないなんて反則でしょ！

ER看護師 先生，まだですか！？

研修医 (焦りながら) そんなこと言っても血管ないし！ よし，中心静脈を確保します！ キットを準備してください！

上級医 ちょっと待て！ **不安定な状態でむやみに中心静脈を穿刺するのは危ないぞ。** ➡ E1
どれ，見せてみろ。(おもむろにエコーを当てて) ほら，ここにいい末梢静脈がある。これでいこう。

183

こんな時に行いたい末梢静脈のエコーガイド下穿刺

- どうしても静脈ルートが必要な状況
- 末梢静脈が見えない，触れない時
- 末梢ルートを確保できないこと以外で，中心静脈の適応がない時

まずはここ，こだわってください！

　何事においてもそうでしょうが，事前の準備，エコーの基本が大切です。これにこだわることが成功率を上げます。

基　本

　プローブの安定（図1）：プローブが不安定だとガイド下穿刺は困難で，容易に標的血管や針先を見失ってしまいます。脇を締め，第1～3指でプローブの低いところを把持し，第4・5指と手首の尺側を接地させてプローブを安定させましょう。

　プローブと画面のマーカーの左右を合わせる：たいへん基本的なことですが，手技の前の確認を怠らないようにしましょう。

> **Point** 動・静脈は並走していることが多いため，プローブを左右逆にすると静脈だと思っていたものが動脈になってしまうよ！

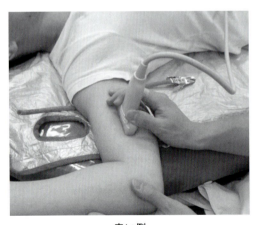
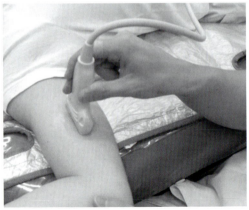

良い例　　　　　　　　　　　　　　悪い例

図1 プローブの持ち方

準備

プローブ(図2):まず,プローブの表面をテガダーム™のようなフィルム材で覆います。末梢静脈の穿刺では,中心静脈穿刺で用いるような清潔プローブカバーは不要です。しかし,プローブは不潔なものであり,他人の体液が付着している可能性があります。また,手技でプローブに血液が付着することも避けるべきです。

配置(図3):穿刺中の視線の動きを最小限にするために,術者,穿刺部,エコーが一直線上になるように配置します。エルゴノミクスに配慮しましょう。

針の選択:本手技では,針の長さが重要なポイントです。血管内の外筒の長さが短すぎると,静脈に届かないばかりか,せっかく入っても肘の屈曲動作などによってすぐに漏れてしまいます。静脈の中に十分な長さの外筒を送り込まなければなりません。標的血管の深さ*の3倍以上の長さのある針を選択しましょう。ただし,やみくもに長い針では外筒を送り込むのに苦労するので注意してください。参考に,テルモのサーフロー®針のゲージと長さを示します(表1)。施設によって採用が異なるので,自施設で採用している針のゲージと長さを確認してください。

＊:血管を貫く部位における体表面〜血管前壁の距離

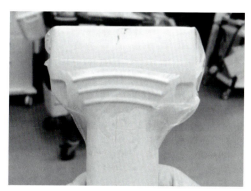

図2 プローブの準備
フィルム材で覆っておく。

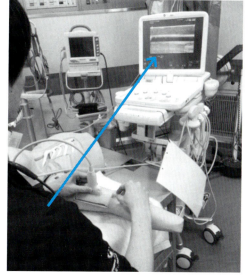

図3 術中の配置
術者,穿刺部,エコーを一直線上に配置する。

表1 テルモ社の主な留置針のゲージと長さ

ゲージ	カテーテルの長さ
18G	32mm,51mm,64mm
20G	32mm,51mm
22G	25mm,32mm

解剖を確認しておこう！（図4，図5）

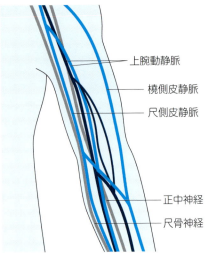

図4 上腕の主な静脈と神経

基本的にどの部位の血管でも穿刺は可能です。ここでは，用いられることの多い上腕の静脈について説明します。主な静脈は，尺側皮静脈，橈側皮静脈，上腕静脈の3本です。静脈の解剖は個々のバリエーションが大きいので（特に高齢者），あくまでも一般論としてのものです。また，合併症の原因となりうる重要構造物である動脈と神経についても触れます。

尺側皮静脈／尺骨神経

二頭筋腱のすぐ尺側に上腕動脈の拍動を触れます。ここにプローブを当てればすぐに動脈が見えるので（図5A①），メルクマールにしましょう。さらに，ここから尺側にslideすると尺側皮静脈が現れてきます（図5A②）。太いので，良い穿刺の対象となります。しかし，上腕近位では尺骨神経が近接するため注意が必要です。末梢神経はブドウの房状に見えますが，異方性に注意してください（☞p207）。上腕を遠位から近位にslideすると，尺側皮静脈のさらに尺側から尺骨神経が近づいてくるのを確認することができます（図5B）。

橈側皮静脈

同様に上腕動脈を描出し（図5A①），ここから橈側にslideすると橈側皮静脈が見えます（図5A③）。遠位ではさらに橈側に橈骨神経を確認できるでしょう（図5C）。近くに動脈や神経がないので，安全に穿刺できます。しかし，しばしば血管が細めで，特に高齢の患者さんなど，人によって存在しないこともあります。

上腕静脈／正中神経

上腕動脈の左右に2本の上腕静脈が伴走しており，同じ区画に正中神経も走行しています。これら上腕動静脈，正中神経は常に近接して走行します。上腕静脈はバリエーションが少なくほぼ常に存在しますが，動脈と神経が近く，血管も細めで，穿刺の対象とはなりにくいです（図5B）。

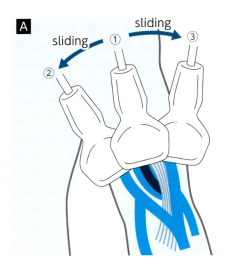

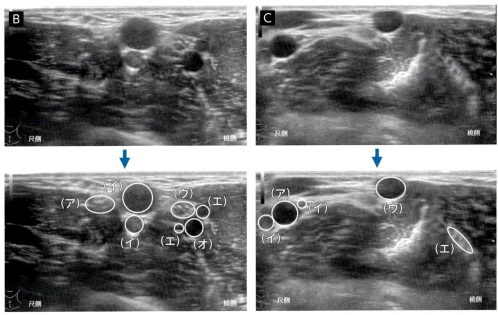

図5 左側上腕のエコー画像
B：(ア) 尺骨神経, (イ上) 尺側皮静脈 (下は尺側皮静脈の枝), (ウ) 正中神経, (エ) 上腕静脈, (オ)：上腕動脈
C：(ア) 上腕動脈, (イ) 上腕静脈, (ウ) 橈側皮静脈, (エ) 橈骨神経

上腕動脈

　描出方法は前述の通りです．拍動を触れにくい時でも，肘部で二頭筋腱にプローブを当てれば容易に同定できます．両脇に細い上腕静脈を確認できるでしょう．静脈と誤って穿刺してはなりません．静脈との見分け方は基本的に容易です．軽く圧迫すると動脈はつぶれにくく，拍動を観察しやすくなります．また，ドプラモードで脈波を確認してもよいでしょう．

確実に血管を確保するために

肢位の安定

　尺側の静脈を狙う時には，90°外転，外旋位で行うと描出しやすいでしょう（図6A）。腕の下に畳んだタオルを何枚か引くと，より安定することもあります。橈側の静脈を狙う時には，腕を伸展した状態で，やや回内して行います（図6B）。

穿刺部位を探すコツ

　上腕では，前述の尺側皮静脈，橈側皮静脈，上腕静脈から，穿刺する部位を探します。この際のポイントは，まず太い静脈であること。当然ですが，太い血管のほうが穿刺しやすいです。

　次に，深さが重要です。深すぎると，針の選択の項目で触れたように漏れやすく，ルートが長持ちしません。長針でも6cm程度の長さなので，狙う血管はおよそ2cm程度の深さまでが無難でしょう。逆に浅すぎると，体表から血管前壁までの距離が短いので針の視認が難しくなります。1cm程度の深さがあると穿刺しやすいと思いますし，普通の短いサーフロー®針（3.2cm）でも可能な範囲です。また，屈曲が強い静脈は不向きで，まっすぐな静脈が適しています。

どのように穿刺を行うか？

　エコーガイド下穿刺には，短軸法と長軸法の2つの方法があります。いずれの方法も一長一短があり，末梢静脈穿刺においては常にどちらの方法が優れている，ということはありません。状況に応じて，どちらの方法でも実施できることが重要です。

　さあ穿刺！　といきたいところですが，ここでもまず準備です。穿刺の前に，体表

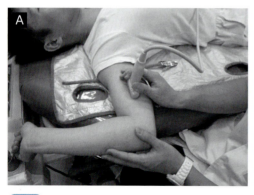 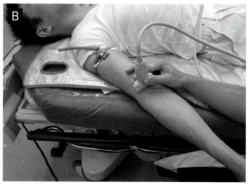

図6 描出の際の肢位
A：尺側，B：橈側

と標的静脈を一緒に描出できる範囲でエコー画像をできるだけ拡大し，フォーカスを標的静脈よりも浅い位置に合わせておきましょう。

清潔操作

　普通のエコーのゼリーは不潔なので，標的静脈を決めたら，予定刺入部位に残っているゼリーをきれいに拭き取ります。プローブにつけるゼリーは最低限にします。酒精綿で予定刺入部位～プローブを当てる所を消毒します。プローブを当てたら，ゼリーに触れない距離を取って（約0.5～1cm），刺入します。手技中，針にプローブが触れないよう注意して行ってください。

短軸法

　短軸法は，長軸法に比べて習得しやすいとされ，初心者にも実施しやすいでしょう。短軸法では，針を進める方向とプローブを直交させ，基本的に追尾法で行います。何を追うのかというと，針先です。短軸法はこの"針先を見つけて追いかけること"がすべてと言っても過言ではありません。以下，stepごとに手技を説明します。

　step1（プローブの調整）（図7）：まず，静脈の走行方向とプローブの走査方向を合わせます。静脈の走行方向とプローブの走査方向にずれがあると，プローブを動かすにつれて標的血管が画面の中心から離れていってしまいます（図8A）。これでは大変穿刺しにくいので，標的血管が常に画面の中央にくるように事前にプローブの走査方向を調整します（図8B）。

　step2（刺入）：標的静脈の直上から刺入します。深い標的を狙う時には修正可能ですが，浅い標的を狙う時には，刺入部位が標的静脈の直上からずれていると穿刺が難しくなります。「直上から刺したはずなのに，ずれてしまっていた」という状況は，多くの場合プローブの固定が不十分で，いつの間にかプローブの位置が動いてしまったことによります。基本に沿って，プローブの固定をしっかり行いましょう。標的静脈が浅い／細い時など，刺入部位とプローブの走査方向を誤らないように，初めに位置

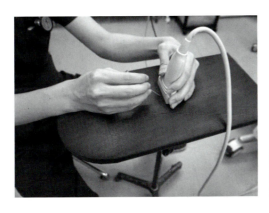

図7　短軸法でのプローブの向き
静脈の走行方向とプローブの走査方向を合わせる。

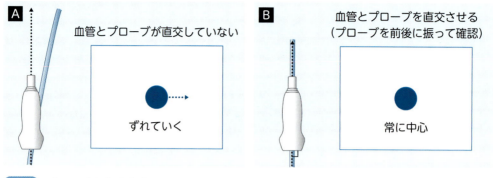

図8 プローブの走査方向

を確認した際，標的血管の直上2箇所ほどにマーキングしておくことも有用です。

　step3（針先の確認）：さて，針先を見つけましょう。実は，最初のここが一番難しいことが多いです。小さな針先の輝点を見つけるためには，広いエコーの画面を漫然と眺めていては困難です。そこで，プローブと刺入点の距離と角度から針先が現れる部位を予測し，そこに視線を向けましょう。プローブで迎えにいく方法（図9A）と迎えに行かない方法（図9B）がありますが，末梢静脈穿刺では他のガイド下穿刺に比べて比較的浅い所を狙うので，プローブで迎えにいく方法を推奨します。

　この方法では，45°で行えばプローブと刺入点の距離の半分あたりの深さに針先が現れるはずです（図9A）。この"距離の半分"を目安とし，より浅い角度で行う時は，針先が見えるのは距離の半分よりも浅い所，というように針先が現れる大体の深さを予測します。また，小刻みに揺すりながら針を進めると，エコー画像上で周囲の組織が揺れて動くのが見えます。この所見も一助になるでしょう。

　画面上に白い輝点が見えたら，しめたものです。しかし，まだ安心してはいけません。本当に針先を見ているのか，針の軸を見ているのかを確認する必要があります。確認の方法は簡単で，プローブを針先の方向へ動かすだけです。輝点が消えれば，間違いなく針先を見ていたことになります。

　なお，輝点が2つ見えることがありますが（図10），これはビームがちょうどベベルに当たっている時に生じます。上の輝点はベベルとシャフトの移行部を，下の輝点は針先を見ています。静止画なのでちょっとわかりにくいですが。

　注意！：ここでやってはいけないのは，針先が見えないままどんどん針を進めてしまうことです。初めのうちは，「気づいたら深く刺入してしまっていた」ということもあると思います。これは短軸法でよくありがちな失敗で，後壁穿刺（駆血しているのですぐ腫れます）や，神経・動脈損傷につながりかねません。慣れてくるとどれくらい刺入したか手元の感覚でなんとなくわかるようになりますが，経験が必要です。初めはときどき手元を見て，針が入りすぎていないか確認しましょう。入りすぎている

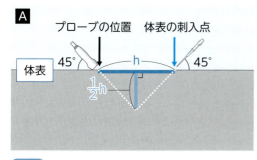
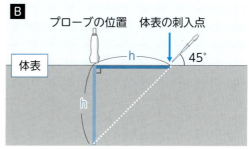

図9 針先の見える位置の目安
A：プローブで迎えにいく場合（おすすめ！）
B：プローブで迎えにいかない場合

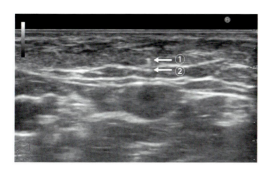
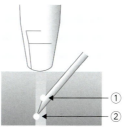

図10 2つの輝点

ようなら，それ以上進めてはいけません．いったん針を引き戻してやり直しましょう．

step4（血管内刺入）：針先を追い，血管内に入れます．針先を描出できたらしめたものです！　あとは，以下のサイクルをひたすら繰り返すだけです．

①プローブを針先の方向へ，針先が見えなくなるところまで動かす（先ほど針先の確認で行った操作です）

②針先が見えなくなったら，今度は画面に針先の輝点が再び現れるところまで針を進める

これ（①＋②）は，追尾法と呼ばれています．目標とする静脈に到達するまで繰り返します．刺入点が静脈の直上からずれた時は，追尾法をしながら方向修正していってください．この時，静脈の走行方向とプローブの走査方向が一致していないと，静脈が逃げていってしまうので，大変苦労します．

静脈の前壁に到達したら，これまでと同様に針を進め，血管内に刺入します．前壁がたわむところが見えるはずです．勢いをつけてほんのちょっとだけ針を進めると，すんなり血管内に入ります．しかし，血管内に針先が入っても，まだ満足してはいけません．ここで慌てて外筒を送ると，うまく入らないことがよくあります．針を寝かせて，さらに数サイクルほど針先を進め，血管内で1cmほど針を進めましょう．こうして針先をしっかり血管内に入れてから，針を寝かせたまま外筒を送り込んでください（図11）．

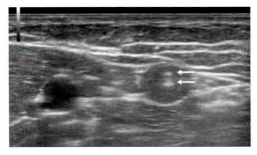

図11 短軸法での成功像
ここでも輝点が2つあるのが見て取れる。

長軸法

　長軸法は，針を進める方向とプローブが平行になります。針全体を描出することができるため，針の視認はより容易ですが，若干の慣れを必要とします。以下，ステップごとに手技を説明します。

　step1（アプローチ）（図12）：平行法，垂直法の2つの方法があります。平行法では，針を進める軸と，術者と画面を結ぶ軸が平行になります。垂直法では，これが垂直です。術者の好み，周囲のスペースや配置から，やりやすい方法を選びましょう。エコー等の位置決めをする際には，この軸を意識してセッティングします。これが斜めになっていると，軸がずれて針を見失いやすいです。

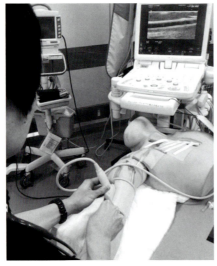
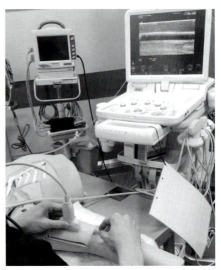

平行法　　　　　　　　　　　　　　垂直法

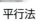 描出の際の肢位

　step2（プローブの固定）：長軸法では，幅1mm程度のエコーのビーム内に針を納めなければなりません。これはプローブが不安定では不可能で，しっかりと固定する必要があります。このためには，前述のようにきちんとしたプローブの持ち方をすることが重要です。基本的すぎておざなりにされがちなことですが，長軸法では重要な

ポイントなのであえて取り上げました。

　step3（刺入）：まず注意すべきは，プローブの両端数mmはエコーのビームが出ていないため，見えないということです。1cm程度は針を進めないと画面に現れてきません。しかし，浅い血管を穿刺する場合は，45°で穿刺して1cmも針を進めると，標的血管を通り過ぎていることもありえます。よって，浅い標的（深さがおおよそ1cm未満）を狙う時は，刺入後に十分針を寝かせて進めます。

　この時に最も重要なポイントは，視線です。刺入時には必ず手元を見ながら，プローブの正中線上に針が入るように意識しながら針を進めてください。1cm程度針を進めてから，初めて画面を見ます。すると，きれいに針の全体像が見えていることでしょう。ありがちな誤りは，刺入時にエコーの画面ばかりを見ることです。こうすると針の進む軸がプローブの軸とずれやすいので，針をうまく描出できません。針を描出できたら（寝かせて刺入した時は十分に針を立てて），そのまま針を進めて目標となる静脈の前壁を穿刺します。血管内に針先が入ったら，短軸法と同様に針を寝かせて進め，血管内に十分に針を入れてから外筒を送り込んでください。外筒が血管内に留置されているところを確認できると思います（図13）。

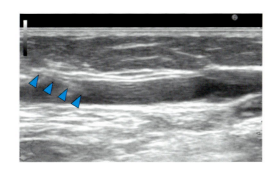

図13 長軸法での成功像

末梢静脈エコーガイド下穿刺ができると本当にいいの？

外頸静脈穿刺との比較

　ルート確保が難しそうな患者（通常の方法で3回以上失敗した患者）に対して，救急レジデントによるエコーガイド下末梢静脈穿刺と外頸静脈穿刺のランダム化比較試験があります。ちょっとnが小さいのですが（60人），**初回穿刺の成功率は，エコーが84%（95%CI：68〜93%），外頸が50%（33〜67%）とエコーが有意に良い結果でした。また，エコーと外頸を合わせた成功率は，98%でした。ルート確保が難しそうな患者でも，この2つの手技ができればほとんど対応可能という結果でした**[1]。冒頭の症例でみた研修医のような暴挙？　に走る必要はなくなるというわけです。

通常の静脈穿刺との比較

　救急外来を受診した患者さんに対する，テクニシャン（末梢ルート確保専門のスタッフ）によるエコーガイド下末梢静脈穿刺と通常の静脈穿刺のランダム化比較試験があります。ルート確保が難しそうと判断された患者（末梢静脈が見えない，かつ触れない）では，初回穿刺の成功率はエコーが81.6％，通常の方法が35.1％で，エコーが48.0％（35.6〜60.3％）有意に良い結果でした。一方，ルート確保が容易と判断された患者（一本以上の静脈を確認でき，かつ確保が容易と判断された患者）ではエコーが85.9％，通常の方法が96.6％と，通常の方法が10.6％（5.8〜15.4％）有意に良い結果でした。よって，**末梢静脈ではエコーガイド下穿刺は，誰にでもやればいいわけではなく，ルート確保が難しそうな患者さんに良い適応です**[2]。

中心静脈患者数の減少

　年間7万人の来院がある救急病院で，2005年に末梢静脈のエコーガイド下穿刺の訓練プログラムが導入され，2006〜2011年にかけて全来院患者に対する中心静脈を留置された患者の割合がどう変わったかを記述した研究があります。2006年には約500例，0.81％だったのが，2011年には約100例，0.16％と，相対比で80％低下しました。また，2006年にはICUでの留置は全中心静脈留置数の34％でしたが，2011年には81％まで上昇しており，より軽症な患者への中心静脈留置が減少しました[3]。**末梢静脈のエコーガイド下穿刺の普及によって，より適切な症例に中心静脈が留置されるようになったと言えそうです。**

穿刺 or プローブ把持，利き手はどっち！？

　20人の看護学生に末梢静脈のエコーガイド下穿刺の教育を行った後，血管の模型で，非利き手でプローブを持って利き手で穿刺を行った群と（いわゆる普通のやり方），利き手でプローブを持って非利き手で穿刺を行った群（持ち手を変えたやり方）をランダム化比較した研究があります。学習効果を考慮し，介入の前後を逆転させた10人ずつの2グループに分けてクロスオーバーデザインで行っています。アウトカムは，穿刺にかかった時間，術者の満足度です。また，プローブにスマートフォンをくっつけて加速度も評価（加速度の大きい方が，走査が荒い）しています。

　持ち手を変えたやり方の群で，有意に穿刺にかかった時間がより短く，加速度も小さいという結果でした。また，20人中18人が持ち手を変えたやり方でより満足度が高いとしています。*n*が小さいので偶然やバイアスの影響はありそうですが，**持ち手を変えてみてもいいかもしれません。**結果が同等であったとしても，左右どちらでも実施できれば，限られたスペースで処置をすることが多い現場では，十分有用であると思います[4]。

まとめ

- ルート確保が難しそうな患者さんに良い適応
- 基本と準備にこだわることが，成功率を上げる！
- 尺側皮静脈は穿刺しやすいことが多いが，近位では尺骨神経に注意
- 短軸法のポイントは，①直上で刺入すること，②針先を見つけること
- 長軸法のポイントは，①軸，②プローブの固定，③視線の動き

　以上の内容は，もちろんPICC（中心静脈カテーテル，peripherally inserted central catheter）にも適応できます．さらに，エコーガイド下穿刺は，末梢静脈の穿刺のみならず，中心静脈や胸腹腔，膿瘍，関節，神経ブロック等，様々な部位への応用が可能であり，大変汎用性の高い手技です．末梢静脈は合併症のリスクが小さく，エコーガイド下穿刺の良いトレーニングにもなるでしょう．是非マスターしてください！

推奨文献

1) Costantino TG, et al：Ultrasound-guided peripheral venous access vs. the external jugular vein as the initial approach to the patient with difficult vascular access. J Emerg Med. 2010；39(4)：462-7.
2) McCarthy ML, et al：Ultrasonography Versus Landmark for Peripheral Intravenous Cannulation：A Randomized Controlled Trial. Ann Emerg Med. 2016；68(1)：10-8.
3) Shokoohi H, et al：Ultrasound-guided peripheral intravenous access program is associated with a marked reduction in central venous catheter use in noncritically ill emergency department patients. Ann Emerg Med. 2013；61(2)：198-203.
4) Durand-Bailloud L, et al：Non-dominant hand quicker to insert peripheral venous catheters under echographic guidance：A randomized trial. Anaesth Crit Care Pain Med 2016.

● 謝辞 ●
撮影に協力して頂いた，杉田玄白記念公立小浜病院・研修医および救急総合診療科の皆様に御礼申し上げます．

（多田昌史）

18 末梢神経ブロック

> **これだけできれば大丈夫 末梢神経ブロック！**
> - 腕神経叢ブロック（斜角筋間），大腿神経ブロック
> - 合併症を知り，対応できるようにする

腕神経叢ブロック（斜角筋間）

症例
▶ 20歳，男性。右肩痛。
サッカーの試合中に相手と接触して転倒し右肩を強打し受診。X線撮影で右肩関節前方脱臼と診断。

研修医　痛み止めの点滴をしたのでチャチャっと整復しますね。オリャー！

患　者　イッテ〜〜〜〜〜

研修医　肩に力が入るから整復できないじゃないですか。力を抜いてくださいよ。

患　者　そんなこと言われても痛くて力が入ってしまうんですよ！

研修医　若い男は痛みに弱いなぁ。痛みで力が入って全然整復できないじゃん。整形外科の先生に連絡して鎮静して整復してもらおうっと。

上級医　ちょっと待って。**鎮静は安易にすると危険だよ。**
　　　　腕神経叢ブロックをして整復してみよう。

研修医　ワンシンケイソウブロック…？　何ですかそれ？？

こんな時に行いたい腕神経叢ブロック

- 肩〜上腕にかけて（C5〜Th1）の除痛をしたい時
- 肩関節脱臼整復，上腕骨頸部〜骨幹部骨折，上腕の広範な創部処置時

どのように腕神経叢ブロックを行うか

ポジショニングが成功のコツ！

　術者が右利きで患側が右側であれば，術者は患者さんの右側に立ち，エコーの機械を無理のない体勢で見られるように位置調整します（図1A）。反対に，患側が左側で

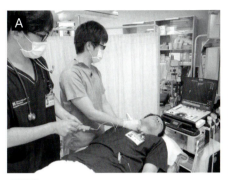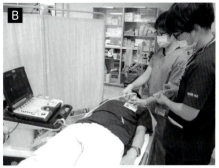

図1 腕神経叢ブロック時のポジショニング：右利きの術者
右利きなら，常に左手でプローブ，右手で穿刺針を持つ．
A：患側が右側の場合
B：患側が左側の場合

あれば術者は患者さんの左側に立ちます（図1B）．

だんご3兄弟を探す！

　患者さんを仰臥位とし，顔をブロックと反対側方向に向けて頸部の輪状軟骨の高さで体軸と垂直にプローブを当てます．平行に外側へslideすると，気管，頸動脈，内頸静脈が描出されます．さらに外側にslideすると，前斜角筋と中斜角筋の間に高エコー域の斜角筋間溝があり，その中に上・中・下神経幹が"だんご3兄弟"のように連なって円形の低エコー域として見えます（図2）．正確には，信号に例えて"traffic light sign"と言うのでご注意を．ここがブロックする目標点です．部位によっては4兄弟に見えたり，鎖骨上まで下行していくと神経が一塊になっていったりするのがわかります．だんご3兄弟が見つけにくい時は鎖骨直上にプローブを置き，鎖骨下動脈の隣で束になっている腕神経叢（図3）から上行して探していく方法もあります．

だんご3兄弟を串刺しにしない！

　目標点が決まったら，清潔操作で処置を開始します．だんご3兄弟が画面の真ん中にくるようにプローブを当てます．プローブの内側から1cm程度離れた部位（図4）から穿刺をして穿刺時に皮下に局所麻酔薬を1～2mL投与し，穿刺針を30～45°の角度でプローブと平行に刺入していきます．針先を描出しながら斜角筋間溝まで針を進めていき，"プツッ"と手ごたえのある筋間溝内まで針を進め，助手に陰圧をかけてもらい血液が引けないことを確認し，局所麻酔薬を3～5mLずつ分割して計10～20mL投与します．成功すると局所麻酔薬が神経周囲に広がり低エコー域に見えます（図5）．低エコーのだんご3兄弟である神経自体を針で貫いてはダメで，薬剤投与時にシリンジが硬い時は神経内注入の可能性があります．無理に薬剤投与してはいけません．

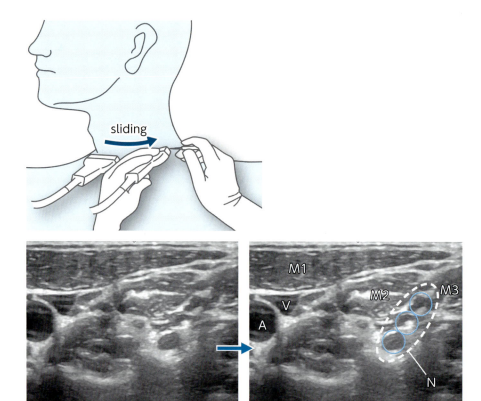

図2 traffic light sign
A：頸動脈，V：内頸静脈，M1：胸鎖乳突筋，M2：前斜角筋，M3：中斜角筋，N：腕神経叢
上・中・下神経幹が，だんご3兄弟のように連なって見える。

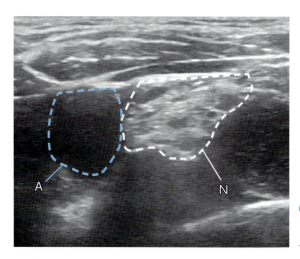

図3 鎖骨下動脈の隣に見える腕神経叢
A：鎖骨下動脈，N：腕神経叢

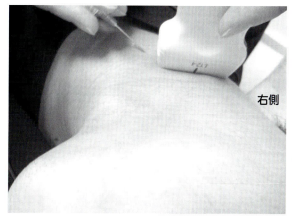

図4 腕神経叢ブロック時の穿刺位置

右腕神経叢ブロック。内側アプローチ，平行法で行う。

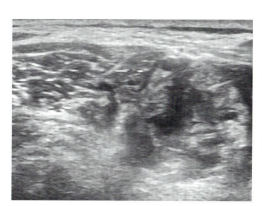
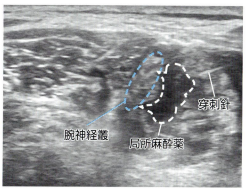

図5 神経周囲に広がる低エコー域の局所麻酔薬：腕神経叢ブロック

大腿神経ブロック

症例 ▶85歳，女性。左股関節痛。

自宅床のカーペットで滑って転倒し当院に救急搬送。X線撮影で左大腿骨転子部骨折と診断した。救急車で2時間かけて手術のできる病院へ転院が決定した。

研修医　毎回転院搬送に同乗して行くんですけど，救急車内って結構揺れるから骨折の患者さんが痛がるんですよね。救急車に同乗してる家族にも，「もう少し痛みをなんとかしてあげて欲しい」ってよく言われるんですよ。

上級医　それは皆にとって不幸だね。よし，神経ブロックでしっかりと除痛をして転院搬送しよう。　　　　　　　　　　　　　　　　　　　　　➡ E2

………（転院搬送から研修医が帰院）………

研修医　痛みが少なくて患者さんと家族の満足度が高かったです！　ただし，僕は不

満があります．だいたい何の神経をブロックしたのか教えてもらってないから家族に何をしたのか聞かれても答えられずに，恥ずかしい思いをしました．

上級医　それは…だいたい（大腿）神経ブロックさ．

研修医　……．はい，お疲れさまでした〜♪

上級医　ちょっと待って〜ちゃんと教えるから〜！

こんな時に行いたい大腿神経ブロック

- 大腿前面と大腿骨，膝関節の除痛をしたい時（大腿神経はL1〜4から構成される腰神経叢の枝）
- 大腿骨頸部・骨幹部骨折，大腿前面から膝蓋部の広範な創部処置時

どのように大腿神経ブロックを行うか

やっぱりポジショニングが成功のコツ！（図6）

　大腿神経ブロックでは外側から穿刺するため，術者は腕神経叢ブロックの時の反対の立ち位置になると，無理のない体勢で手技ができます．術者が右利きで患側が右側であれば，術者は患者さんの右側に立ち，エコーの機械を無理のない体勢で見られるように位置調整します．反対に患側が左側であれば術者は患者さんの左側に立ちます（図6）．

三角形の中にいるゾ，大腿神経！

　患者を仰臥位とし，可能なら下肢を軽度外旋します．鼠径溝（鼠径靱帯より少し足側にある皮膚の皺）上に当てます．"VAN"の順に，内側から大腿静脈（vein），大腿

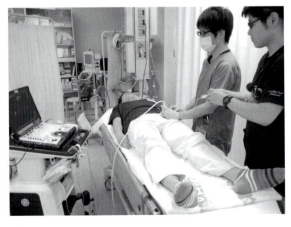

図6 大腿神経ブロック時のポジショニング
術者は右利き，患側は左側の場合．

動脈（artery），大腿神経（nerve）があり，動脈の外側にある三角形の高エコー域のだいたい（全体もしくは一部）が大腿神経です（図7）。目を凝らしてみると，高エコー域の中に低エコー域の神経が無数にあるのがわかります。

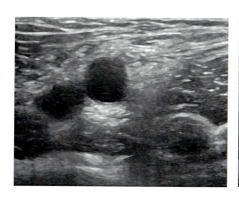
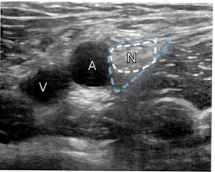

図7 高エコー域にみられる大腿神経
V：大腿静脈，A：大腿動脈，N：大腿神経

出でよ，大腿神経！

目標点が決まったら，清潔操作で処置を開始します。プローブを大腿神経が画面の真ん中にくるように当てます。プローブの外側から（図8）1cm程度離れた部位から穿刺をして穿刺時に皮下に局所麻酔薬を1～2mL投与し，穿刺針を30～45°の角度でプローブと平行に刺入していきます。針先を描出しながら三角形（大腿神経）外側端まで針を進め（図9），助手に陰圧をかけてもらい血液が引けないことを確認して，局所麻酔薬を3～5mLずつ分割して計10～20mL投与します。成功すると，低エコーの局所麻酔薬の中に高エコーの神経が浮いてくるのが見られます（図10）。正しい層，神経周囲に局所麻酔薬が広がっていない場合（図11）には効果がないので，針先を常に意識し正しい位置に局所麻酔薬を投与することが大切です。薬剤投与時にシリンジが硬い時は神経内注入の可能性がありますので，無理に投与してはいけません。

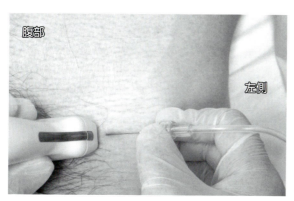

図8 大腿神経ブロック時の穿刺位置
左大腿神経ブロック。外側アプローチ，平行法で行う。

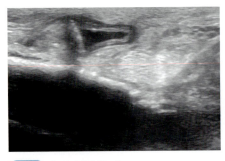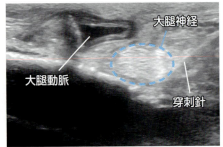

図9 左大腿神経ブロック

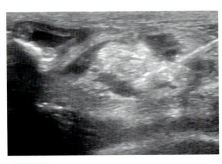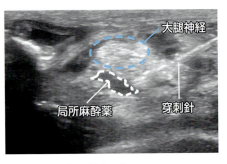

図10 神経周囲に広がる低エコー域の局所麻酔薬：大腿神経ブロック

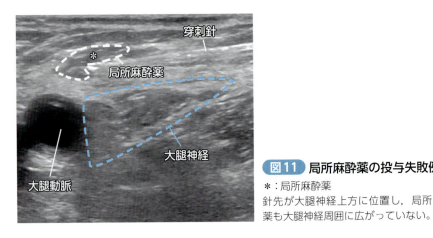

図11 局所麻酔薬の投与失敗例
＊：局所麻酔薬
針先が大腿神経上方に位置し，局所麻酔薬も大腿神経周囲に広がっていない。

末梢神経ブロック全般に共通の基本

さて，ここまでは腕神経叢ブロック，大腿神経ブロックをそれぞれざっとみてきました。ここからは，末梢神経ブロック全般に共通の基本やコツを示します。これらを確認した上で，症例や施行方法・流れを再度イメージしてみてください。

処置前

モニター：局所麻酔薬中毒を起こすことがあるため，呼吸と循環をモニターします。

ポジショニング：エコーガイド下の手技を成功させるために，患者・術者・エコーの機械の適切なポジションを取ることが最大のコツです！

プレスキャン：リニアプローブを選択します。

清潔：プレスキャン後は，消毒をして手袋をします。エコープローブ専用の滅菌袋を使用するのが理想ですが，コストもかかるため，テガダーム™をプローブに貼ることで代用できます（図12A）。

針選択：20～22G針やカテラン針を使用します。コストはかかりますが，神経ブロック専用針や硬膜外針を使うと針の描出が容易です。針に延長チューブ，20mLのシリンジをつけて使用します（図12B）。

薬剤選択：成人であれば，1％もしくは2％リドカイン（エピネフリン添加）10～20mLを選択します。局所麻酔薬は"何とかカイン"という呪文のようなものが多くて覚えられない上に，診療所に常備していない可能性もあるので，「使用薬剤はリドカイン（キシロカイン®）だけ！」と決めてしまうとスッキリします。ブロック後5～15分くらいで効果が得られ，3時間程度効果持続します。エピネフリン添加のリドカインは，局所麻酔薬の血中への吸収を抑え，神経周囲に薬剤がとどまるため，効果と持続時間が30～50％増加します。よって，エピネフリン入りもOKです。なお，呪文を覚えるのが好きな上級者であれば，脱臼や創傷処置に使う短時間作用型リドカ

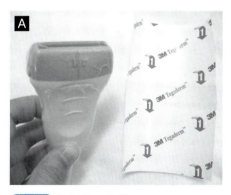 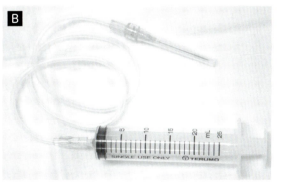

図12 処置前の準備

イン（キシロカイン®）と骨折に使う長時間作用型1種類の使い方をおさえておけばよいでしょう。長時間作用型はロピバカイン（アナペイン®），ブピバカイン（マーカイン®），メピバカイン（カルボカイン®）などを希釈して使用します。ちなみに，麻酔科が施行する周術期の末梢神経ブロックでは，ブピバカインは心毒性が強いため，より安全なロピバカインを選択することが多いです。もちろんリドカインでも3時間程度は効果があるので，搬送時の除痛には十分です。

処置後

　徐々に薬剤が吸収され，局所麻酔薬中毒に至る可能性があるため，30分程度は経過観察が必要です。末梢神経ブロック処置後に帰宅する患者では，帰宅前に運動や感覚に異常がないかを確認してください。特に，大腿神経ブロックでは運動神経がブロックされ，筋力が低下して転倒する危険があります。帰宅前には十分な下肢筋力があることの確認が必要です。

神経ブロックの合併症を知っておこう

局所麻酔薬中毒

　LAST（local anesthetic systemic toxicity）と呼ばれます。投与量が多い時，血管内投与になった際に起こります。初めは興奮，多弁，舌のしびれ，といった中枢神経症状が出現するため，この時点で気づくことが大切です！　高濃度になると，けいれんや意識障害，呼吸停止，循環虚脱といった致死的な症状が出現します。治療は，もちろんABCDの安定化が大切です。特徴的なのは，脂溶性である局所麻酔薬の特徴を利用して脂肪製剤を使用することです。重症であれば20％脂肪製剤（イントラリポス®）1.5mL／kgを1分かけて静脈投与，0.25mL／kg／分を持続投与します。

血管誤穿刺

　動静脈を誤って穿刺してしまうこともありえます。特に，針先が描出できていない時は薬剤投与前にシリンジを吸引し，血液が引けないことを必ず確認します。その後も薬剤投与前に毎回吸引をし，血液が引けないことを再確認すると安全です。

横隔神経麻痺：斜角筋間腕神経叢ブロック時

　横隔神経は前斜角筋の前面を走行するため，斜角筋間腕神経叢ブロックの際に局所麻酔薬が広がると片側の横隔神経麻痺による呼吸不全を起こすことがあります。COPDのように呼吸機能が極端に低下している患者では，局所麻酔薬の投与量を減量したり，他の鎮痛方法を選択したりするほうが安全です。治療は，局所麻酔薬の効果

が切れるまでの数時間，酸素投与，場合によってはNPPVなどによる換気補助が必要となります．ちなみに，横隔膜の動きを見ることで横隔神経麻痺の診断にもエコーって使えるんですよ！　便利ですね♪

腕神経叢ブロックって本当に必要なの？

　肩関節脱臼における腕神経叢ブロックと鎮静の比較では，腕神経叢ブロック群で合併症なくER滞在時間が短縮でき，かつ成功率は劣らないという結果が多いです．処置時の鎮静の合併症として低酸素血症（4％），嘔吐（1.6％）が多く稀ですが，重篤なものとして喉頭けいれん（0.4％），気管挿管が必要（0.16％）などがあるため，忙しく，また人的資源が限られた状況で鎮静をするのはハードルが高いと言えます．よって，腕神経叢ブロックをできるようになることが大切です．また，上肢の広範な縫合処置で局所麻酔薬が極量を超えることが予測される際も，腕神経叢ブロックであれば単回投与で局所麻酔薬の量も制限できます．

神経ブロックって難しそう…できるようになるのか心配

　まずは大腿神経ブロックができるようになると自信がつくと思います．救急の1年目研修医30人に1時間の講義と実技をしたところ，3カ月後まで80％以上がスキルを維持できていたという報告もあるくらい，簡便に習得できてスキル維持も容易です．

大腿骨骨折では大腿神経ブロックだけでいいの？

　大腿骨頸部は，大腿神経以外に閉鎖神経，坐骨神経も疼痛に関与しているため，大腿神経ブロック単独での完全除痛は困難です．しかし，VAS*2程度の疼痛改善ができ，併用鎮痛薬の投与量を減らせるため，オピオイドの循環・呼吸合併症や高齢者における疼痛起因の不穏を減少できると考えられます．また，大腿骨骨幹部では大腿神経支配が主となるため，大腿骨骨幹部骨折では0.5％ロピバカイン15mLで大腿神経ブロックをすると，VASは施行前9.12±0.9から施行後10分で1.84±1.25になり，「約1時間後に施行した牽引時も疼痛増悪がなかった」という報告もあります．つまり，大腿神経ブロック単独で十分な除痛ができたわけですね．

＊：visual analogue scale．長さ10cmの黒い線を患者さんに見せて，疼痛の程度を指し示してもらう疼痛評価方法．

> **Point** 救急外来やプライマリケアの現場では，患者さんは痛くて来院されます．その痛みをゼロにしようと思うとハードルが非常に高くなりますが，もともと痛いので，その痛みが少し軽減されるだけでも患者さんは非常に楽になりますし，感謝されます．そう考えると，「ちょっと除痛してあげようかな」という気持ちになりますよね．

まとめ

- 斜角筋間腕神経叢ブロックではだんご3兄弟を探す！
- 大腿神経ブロックでは三角形を探す！
- 薬剤はリドカインだけで十分戦える！
- 局所麻酔薬中毒や横隔神経麻痺という合併症に注意する
- 簡単な大腿神経ブロックからマスターしよう

　エコーガイド下末梢神経ブロックは，腕神経叢ブロック1つ取っても，鎖骨上，腋窩法など，ほかにも様々な方法があります．これらができるようになると，診療の幅が広がります．興味を持って頂けたら，成書を読んだり末梢神経ブロックの得意な麻酔科や整形外科の先生に聞いたりして，実践してみてください．できるようになるとヤミツキになりますよ！

推奨文献

1) Tirado A, et al：Ultrasound-guided procedures in the emergency department-needle guidance and localization. Emerg Med Clin North Am. 2013；31(1)：87-115.
2) Bellolio MF, et al：Incidence of Adverse Events in Adults Undergoing Procedural Sedation in the Emergency Department：A Systematic Review and Meta-analysis. Acad Emerg Med. 2016；23(2)：119-34.
3) Riddell M, et al：Use of Femoral Nerve Blocks to Manage Hip Fracture Pain among Older Adults in the Emergency Department: A Systematic Review. CJEM. 2016；18(4)：245-52.
4) Somvanshi M, et al：Femoral nerve block for acute pain relief in fractures shaft femur in an emergency ward. Saudi J Anaesth. 2015；9(4)：439-41.
5) Akhtar S, et al：A brief educational intervention is effective in teaching the femoral nerve block procedure to first-year emergency medicine residents. J Emerg Med. 2013；45(5)：727-30.

異方性　アーチファクトも使いよう♪—anisotropy

　ここで，筋骨格系の超音波検査でも大切な"異方性（anisotropy）"というアーチファクトをご紹介します。腱や靱帯は，エコービームが垂直に当たると高エコーに見えます。これに対して，エコービームの入射角が垂直でない場合に低エコー〜無エコーに見えるため，腱や靱帯の障害・断裂，血管などと勘違いしてしまうことがあります。このような場合に，異方性というアーチファクトを利用します。

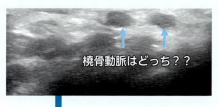

〈手首部〉
これでは，どちらが腱でどちらが橈骨動脈か，同定することができません

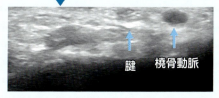

腱が高エコーとなって，橈骨動脈が同定可能となります

　神経か腱か同定困難な場合にも，異方性が有用です。プローブを動かしてみて（tilting），異方性があれば，腱が同定できるというわけです。

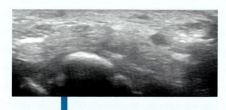

〈手根部〉
これではやはり，どこが腱でどこが神経か，同定することができません

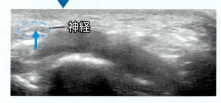

今度は腱が低エコーとなり，神経と区別できるようになりました

（林　実）

索 引

欧 文

A
ACS *140*

A-line *62*

ARDS *162*

B
barcode sign *12, 61, 155, 172*

bear's paw appearance *25*

bell-clapper奇形 *102*

B-line *62, 160, 171*

BLUE protocol *156*

C
color *5*

compressing *3*

consolidation *64, 160*

COPD *57*

D
depth *5*

double-line sign *16*

D-shape *159, 168*

DVT *107*

dynamic air bronchogram *136, 155, 162*

E
EDACS *140*

E-FAST *7, 171*

E-line *65*

EPSS *46, 168*

F
FAST *8*

focus *5*

G
gain *4*

H
hepatization *64*

L
LAST *204*

LRINEC score *126*

lung point *61*

lung sliding *60, 171*

M
McConnell's sign *138, 160*

mode *4*

O
open book method *105*

R
rocking *3*

RUSH exam *8, 167*

S
seashore sign *60, 155*

sonographic Murphy's sign *79*

spinal line *15*

spine sign *15*

STEMI（ST上昇型心筋梗塞）*133*

subcostal sweep *70*

T
TAPSE *49*

target sign *85*

tilting *3*

tissue harmonic imaging *162*

to and fro *92*

traffic light sign *197*

triple scan *157*

TWIST score *104*

V
VAS *205*

W

Well's criteria *112*

whirlpool sign *101*

Z

Z-line *66*

和　文

あ

アーチファクト　*33, 62, 162*

アキレス腱　*120*

い

意識障害　*166*

異方性　*207*

え

エコーガイド下ドレナージ　*124*

エコーフリースペース　*8*

壊死性筋膜炎　*125*

お

横隔膜　*9*

嘔気・嘔吐　*92*

か

外傷性腹腔内出血　*8*

外腸骨静脈　*108*

下肢痛　*107*

下大静脈　*41*

下腿浮腫　*107*

下腹部痛　*99*

肝動脈　*73*

肝内胆管拡張　*69*

肝三つ組　*73*

き

気胸　*8, 57, 154*

輝度　*4*

急性冠症候群　*140*

急性呼吸窮迫症候群　*162*

急性腎障害　*21*

胸腔　*8*

胸水　*154*

胸痛　*40, 166*

胸膜　*117, 160*

け

ゲイン　*4*

憩室炎　*32*

血胸　*8*

血腫　*118*

血栓　*111*

血尿　*21*

こ

呼吸困難　*40, 107, 166*

骨皮質　*117*

し

ショック　*8*

四肢冷感　*166*

膝窩静脈　*108*

尺骨神経　*186*

尺骨皮静脈　*186*

上腸間膜動脈症候群　*94*

上腹部　*8*

上腕静脈　*186*

焦点　*5*

腎外腎盂　*27*

腎皮質　*24*

心タンポナーデ　*8, 40, 154, 167*

心窩部　*8*

心筋梗塞（急性）　*40, 154*

心筋梗塞（STEMI）　*130*

心尖部　*135*

心嚢液　*13, 167*

心不全　*40, 57, 154*

209

心膜脂肪織　*13*

深大腿静脈　*109*

深度　*5*

す

水腎症　*22, 146*

垂直法　*192*

せ

精巣炎　*99*

精巣上体炎　*99*

精巣捻転　*99*

正中神経　*186*

浅大腿静脈　*109*

そ

総胆管拡張　*69*

総胆管径　*79*

た

大腿神経ブロック　*199*

大動脈解離　*32, 40, 133*

胆管炎　*144*

胆石　*69, 75, 144*

胆泥　*75*

胆嚢ポリープ　*76*

胆嚢炎　*69, 144*

短軸法　*189*

ち

チアノーゼ　*166*

恥骨上部　*8*

虫垂炎　*83, 143*

超音波装置　*1*

腸管拡張　*92*

腸重積　*92, 144*

腸閉塞　*92, 144*

長軸法　*192*

と

橈骨皮静脈　*186*

に

尿管結石　*32, 143*

の

膿瘍　*21, 124*

は

肺炎　*57, 67, 154*

肺塞栓症　*40, 154*

背部痛　*40*

発熱　*166*

ひ

皮下異物　*128*

脾臓　*11*

ふ

プローブ　*2*

腹痛　*32, 92*

腹部大動脈瘤　*32, 143*

へ

平行法　*192*

閉塞性尿路疾患　*21*

ほ

蜂窩織炎　*124*

傍胸骨　*134*

む

無気肺　*162*

も

モード　*4*

モリソン窩　*9*

門脈　*73*

ゆ

遊離血栓　*155*

ろ

肋骨　*116*

わ

腕神経叢ブロック　*196*

電子版のご利用方法

巻末の袋とじに記載されたシリアルナンバーで，本書の電子版を利用することができます。

手順①：日本医事新報社Webサイトにて会員登録（無料）をお願い致します。
（既に会員登録をしている方は手順②へ）

日本医事新報社Webサイトの「Web医事新報かんたん登録ガイド」でより詳細な手順をご覧頂けます。
www.jmedj.co.jp/files/news/20170221%20guide.pdf

手順②：登録後「マイページ」に移動してください。
www.jmedj.co.jp/mypage/

「マイページ」
▼
「会員情報」をクリック
▼
「会員情報」ページ上部の「変更する」ボタンをクリック
▼
「会員情報変更」ページ下部の「会員限定コンテンツ」欄にシリアルナンバーを入力
▼
「確認画面へ」をクリック
▼
「変更する」をクリック

会員登録（無料）の手順

1 日本医事新報社Webサイト（www.jmedj.co.jp）右上の「会員登録」をクリックしてください。

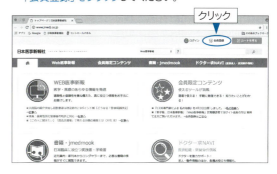

2 サイト利用規約をご確認の上（1）「同意する」にチェックを入れ，（2）「会員登録する」をクリックしてください。

3 （1）ご登録用のメールアドレスを入力し，（2）「送信」をクリックしてください。登録したメールアドレスに確認メールが届きます。

4 確認メールに示されたURL（Webサイトのアドレス）をクリックしてください。

5 会員本登録の画面が開きますので，新規の方は一番下の「会員登録」をクリックしてください。

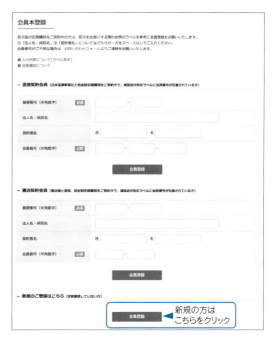

6 会員情報入力の画面が開きますので，（1）必要事項を入力し，（2）「（サイト利用規約に）同意する」にチェックを入れ，（3）「確認画面へ」をクリックしてください。

7 会員情報確認の画面で入力した情報に誤りがないかご確認の上，「登録する」をクリックしてください。

編者略歴

瀬良　誠（せら まこと）

福井県立病院 救命救急センター 医長

広島生まれ，広島育ち。2005年高知大学医学部卒。社会医療法人近森病院で初期研修後，麻酔・集中治療を学ぶため広島市立広島市民病院で後期研修。美味しい越前がにを求めて福井で救急研修を開始（冗談）。林　寛之先生にセイコガニ（メスがに）の食べ方と救急の極意を勉強会で学ぶ（これ本当！）。妻1人，娘2人。家でも仕事場でも下っ端で日々奔走中。現在は子育ての素晴らしさと大変さが研修医教育と似ていることに気づき，その両立のため奮闘中！

救急・プライマリケアで必要な
ポイントオブケア
超音波POCUS

定価（本体4,600円＋税）

2018年3月5日　　　第1版
2018年8月31日　　　第1版2刷

- ■編著者　瀬良　誠
- ■発行者　梅澤俊彦
- ■発行所　日本医事新報社
  〒101-8718東京都千代田区神田駿河台2-9
  電話　03-3292-1555（販売）・1557（編集）
  www.jmedj.co.jp
  振替口座　00100-3-25171
- ■印　刷　日経印刷株式会社

© 瀬良　誠　2018 Printed in Japan

ISBN978-4-7849-4750-8 C3047 ¥4600E

- ・本書の複製権・翻訳権・上映権・譲渡権・公衆送信権（送信可能化権を含む）は（株）日本医事新報社が保有します。
- ・**JCOPY** ＜（社）出版者著作権管理機構 委託出版物＞
  本書の無断複写は著作権法上での例外を除き禁じられています。複写される場合は，そのつど事前に，（社）出版者著作権管理機構（電話 03-3513-6969，FAX 03-3513-6979，e-mail:info@jcopy.or.jp）の許諾を得てください。